小细节保养，做永远的逆龄女生

爱爱 / 著

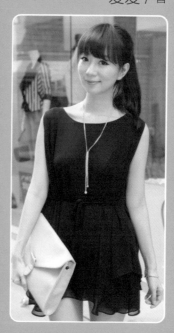

译林出版社

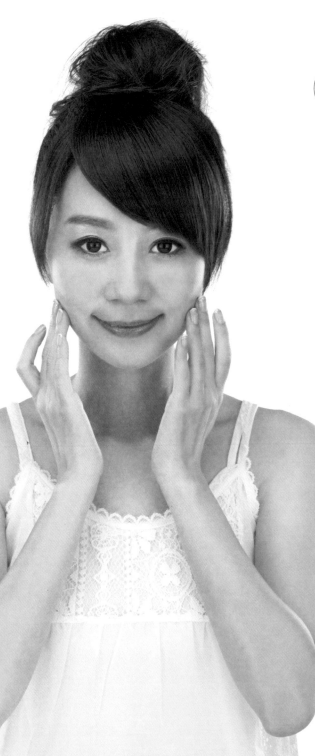

这样保养，当永远的
青春女大生

　　真的不敢相信，我人生的第三个书宝宝诞生了！

　　当大家看到这本书的时候，爱爱我衷心感谢每位支持我和鼓励我的朋友，读者和网友们这一路下来的情意相挺之下，才让我有机会再出第三本书啦！

　　从意外中开始经营博客写文章，分享美妆保养、美食、旅游和穿搭之后，意外地出了人生中的第一本书，也很意外地在一连串机运之下，做了很多从前根本没想过的事情，我的人生真的是处处充满意外惊喜呢！

　　而这本书想传递给所有女生的想法和观念很简单，就是借由每天保养来感受自己，借由装扮而能够更了解自己，最后接受了自己而能够更爱自己。听起来似乎很玄，但是如果你不能了解更多的自己，那就找不到自己最美的样子。每个人都是独一无二的，不了解自己的肤质就没办法好好选择适合的保养品，不懂得自己五官和身材的优缺点，那就没办法好好地穿着打扮啦！

常常会有网友问我：我的眼睛是单眼皮，要怎样才能画出明星般的大眼睛呢？是堆叠上厚厚的烟熏妆再加上双排漆黑假睫毛吗？或者是，爱爱你都怎么保养，为何可以看起来像是二十出头的大学生呀？（羞～我的年纪已经坐三望四了耶！）其实在保养和美妆这条路上，我自己也是花了好多学费和走了许多冤枉路之后，才学会如何判断自己该选择哪种方式和产品来保养，或者是哪种妆容和穿搭，可以让自己看起来更年轻又显瘦，美丽是需要不停地学习和再进化的喔！

最近很热的冻龄保养（即，冻结肌肤年龄，让皮肤留在最佳状态）是大家都很关注的焦点话题，而如何打败身份证上的年纪，是众多女性朋友关心的消息（笑～当然我也是），在这本书里面，爱爱我可是把所有的冻龄美容保养和瘦身法宝通通搬出来啦！

某次爱爱接受电视台的邀请参加有关美魔女的节目录制时发现，市面上所有冻龄美魔女几乎都有 4 个重要特质：

1. 优雅且纤细的体态；
2. 勤保养，不管是外在的保养还是内在的保养；
3. 有少女魂，不管几岁美魔女们都有种自然而然散发出的少女气息；
4. 妹妹头刘海（算是大家都有的基本款喔）。

所以，只要把握住几个保养重点，要让大家猜不出你的真实年纪其实真的不难的。

而如果你问我这本书籍和我的第一本书哪里不同，爱爱会告诉你，如果第一本书是基本款，那这本书就是进阶版啦！好还要更好，而美当然还要更美，而且要愈活愈年轻，不管你是少女还是轻熟女，从现在起开始好好用心地保养自己，10 年后你会发现真的比同龄的朋友看起来还年轻 10 岁喔！（笑～除非……你朋友也买了爱爱的书啦！）

而这本书的诞生真的很感谢三采文化的全力协助，让爱爱我有机会可以学习到更多不同的人生体验，谢谢老板、总编辑还有育珊及赫本，辛苦的 Bonnie 小编定时问候＋催稿（笑），当然还有 FG 伙伴们的大力协助，Mina 和晓敏的两肋插刀，有这么多人的帮忙，才会有今天这本精彩的美妆保养书籍诞生，谢谢大家（鞠躬）。

对我而言，美丽不是只有一种样貌，也没有捷径。要记住"世界上没有丑女人，只有懒女人"这句话，真的是千古不变的道理，送给大家共勉！

爱爱 Love ♡

她追寻自我，天生就是美的化身

时时刻刻把护唇膏往嘴边抹是我认识的爱爱，

尚未对自己文章有满意之作是自我要求甚高的爱爱 Love，

美美地过每一天是这位公主的幸福梦想，

妆容打扮是她每天追寻自我的舞台，

部位细节里的层次分别是她追寻开心的园地，

落落大方的气质是她受到大家喜爱的原因，

客气但又不落于客套是她独特的人格特质，

天生就要吃这行饭的爱爱。

后 后 厚 候 逅 …… ［好好好好好（台）］

Fashion Guide 首席执行官　张伦维

想拥有名模身材和弹力脸蛋一定要看！

我的天啊！爱爱又出书，是要跟我比谁出的多吗？哈哈！应该是因为她很用心，不断地求新求进步又很有想法，不愧是畅销博客作家啊！

常常在博客看到爱爱分享美妆相关的亲身测试和示范，让爱爱变得拥有名模般的好身材，还有弹力又紧致的肌肤，所以想变美的女性，这是绝对要看的一本书啦！

我过去也出了许多美妆书，体会到要很用心去感受所有美的事物，才有可能出一本好书。现在爱爱要出第三本新书了，一定也花了很多心思，就让小伟大力一起推荐并且点赞吧！

美妆音乐王子

Recommend 3

务必带着喜悦的心情，阅读让你变更美的书

认识爱爱是在 2011 年去三亚的媒体旅游团，第一次见到她只觉得她好高好漂亮，剩下的并没多想，但是经过旅行团五天的相处，我才发现爱爱不仅是位外表时尚美丽的知名博主，她对生活、美食、旅游等也都有自己很独到的见解。回台后一直和她保持联络的我，不知不觉地竟也成为爱爱博客的忠实读者了。

每次浏览她的博客时除了获取美妆保养的新知外，更重要的是可以学习到她对周遭事物观察的敏锐度及对生活的态度。我特别喜欢爱爱常在文章中提供她在四处旅游时购物及美食资讯的部分，实用之余，她的文笔就如同她外表般轻柔、自在，阅读完总感觉好像来了一趟纸上旅行般的舒服。

爱爱的文章点击率一直是时尚美容网站中的第一名，她的分享态度总是非常诚实而中肯的，也不会有太多花俏或商业的色彩。现在她又有新作品要问市，相信在这本新书中你我都可以得到更多更棒的美妆保养资讯。记得，美丽是由内而外的，要带着喜悦的心情阅读一本让你更美丽的新书喔！

知名艺人　瑜伽老师

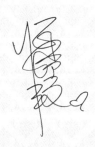

Recommend 4

全方位终极抗老宝典，你非看不可！

谁不想让自己看起来比实际年龄年轻？可是大家都发现，岁月与恶劣的环境仍然毫不留情地在自己身上逐日逐月烙下痕迹。没有人不想抗拒，只是坊间抗老产品、秘诀与疗程充斥，东挑西选，花大钱胡乱尝试之后，不变的老化速度只是让人们更加无助和心惊。爱爱——选美冠军、名模、美姿美仪讲师、广告明星，对广大期盼冻龄的大众而言，简单地说就是明灯啦！

还有更强、更有说服力的冻龄美女吗？没有！除了本身逆龄外表的实证，更重要的是，要与凶狠的时空环境奋战，需要非凡的人告诉我们有效率的战略与战术。爱爱，身为全台湾首席美妆时尚博主，评价过比全台湾任何人都多的美妆、时尚穿搭、医美疗程、美食与旅游的产品，集多年见识写出来的全方位终极推荐，怎么能够错过呢？一定是帮大家省时省荷包的宝典了。

身为爱爱在弘光科技大学化妆品科技研究所厉害的论文指导教授，欣赏本书科学系统式的编写方式。老化分为先天老化与后天老化，先天随荷尔蒙变化、细胞活性失衡及皮肤组织新生能力衰退而老化，后天因恶劣日照、大气污染、劣质清洁化妆保养品、错误保养手法、无意义的疗程仪器、伤身的生活饮食习惯而老化，每一项都让我们超龄而甭想冻龄。要反抗，需要拥有对付每一项老化因素的全方位策略与知识。

爱爱先从八大观念与七大方法，教育大家破解显老恶习。接下来，成功的关键在于细节，正确保养步骤、四大显老区域的产品疗程推荐、逆龄时尚穿搭与美仪、发妆造型的技术传授、生理周期保养与芳疗、由内而外的美容营养品，如此倾囊相授的宝典，有助于正确美妆保养知识的推广，预期将发挥让读者美上加美的影响力，身为爱爱在美妆学术研究的师长，诚挚向即将冻龄成功的大众推荐。

弘光科大化妆品系暨化妆品科技研究所所长
美妆检验权威　　徐照程

Contents

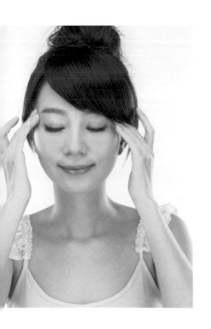

CHAPTER **1**

你就是这样老 10 岁！

CHAPTER **2**
年龄不被看透 —— 小细节保养都别放过

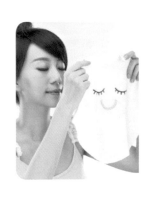

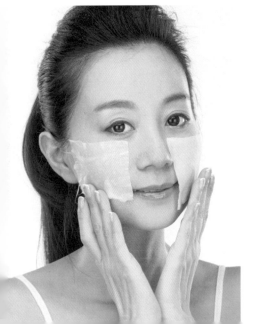

CHAPTER **3**
4 大抢眼彩妆，甘辛风格随你变

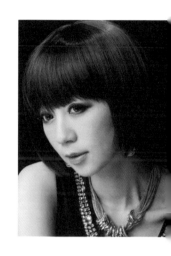

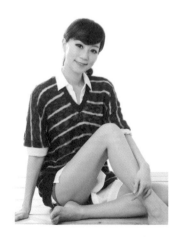

CHAPTER **4**
享受生活又不发胖，爱爱由内而外变美的秘诀

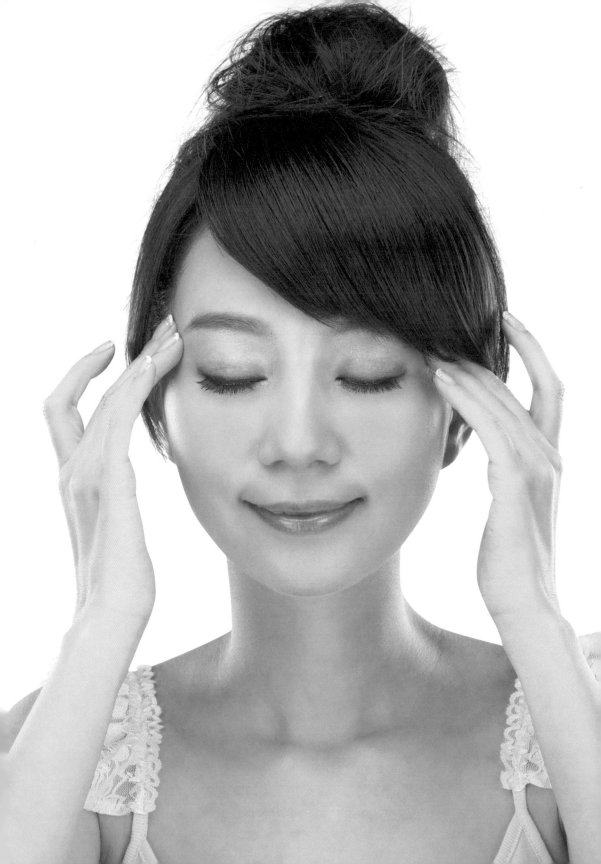

CHAPTER

你就是这样老 10 岁！

生活恶习让你比同龄朋友老 10 岁

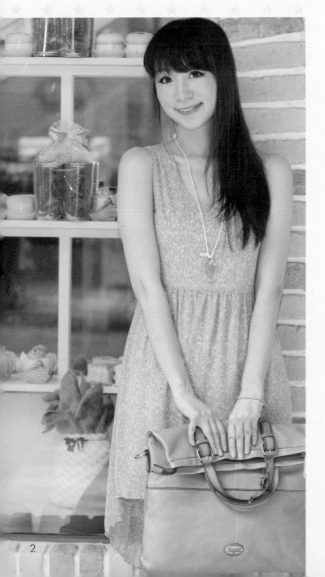

保养其实没有太艰深难懂的理论，有的是基本概念的认知和持之以恒的执行毅力，现在媒体资讯和网络非常发达，每天都有新款的保养品上市，或者有最新科技的保养品资讯不断地更新，我以前也是跟着最新一期的杂志走，哪款新出品的保养品有多神奇，看了杂志依样画葫芦通通买回家用，但是当时根本不会判断哪些产品适合自己。

印象最深刻的是海洋拉娜神奇的乳霜，一在台湾设柜，我专程从台中立马飞奔到台北购买，一回到家满心欢喜地使用，可是当时因为天气还很炎热，且我的皮肤也不需要这么高级的乳霜，所以，我使用起来的效果并不如预期这么神奇，但是那是乳霜不好吗？其实不然，因为当我不适用后，就把乳霜送给爱妈，爱妈用了之后是赞不绝口地夸奖，所以真的没有不好用的产品，只有适不适合的产品啦！

只要知道哪些产品适合你的肤质和肤况，选到适合自己的保养品，再加上基本的三大保养步骤——清洁、保湿和防晒，就会比同龄女孩看起来更显年轻。也许在年轻的时候，有认真保养和没认真保养看起来并不会差非常多，但是10年后差别就很大了。

只要记得所有的步骤都必须"手脚轻柔"加"持之以恒"，尤其是"不要过度拉扯皮肤"，这点真的非常重要，不管是洗脸的力道（这点好多人都忽略了，不是愈用力洗脸皮肤就会愈干净，看到很多人都用太大的力道，太想要把脸"洗干净"，反而让皮肤受到很大的摧残和伤害），或是一些不良的习惯（爱用手揉眼睛和单手托腮的动作，固定某侧侧睡的习惯），都会让皮肤愈来愈显得松弛，真的冻龄就是从这些看起来似乎微不足道的小地方开始的喔！

苹果肌不在，胶原蛋白流失

脸部老化最明显的征兆就是会出现脸颊看起来比较凹陷，另外开始也感觉到泪沟变得更加明显，看起来真是充满悲情的苦瓜脸面相。这一切都是因为肌肤的胶原蛋白开始流失，皮肤开始失去弹性，这也难怪在医美疗程里面"打造苹果肌，摆脱苦命脸"的疗程非常热门。所以要好好珍惜我们的苹果肌是刻不容缓的任务呀！而我们该如何下手保护我们的苹果肌呢？除预防胶原蛋白的流失之外（例如：做好防晒、抗氧化，并且多补充含胶原蛋白成分＋维生素C的饮食），还可以积极地促进肌肤胶原蛋白

的增生（借由保养品＋按摩苹果肌促进血液循环，也可以搭配镭射医学美容来让肌肤的胶原蛋白增生，都有很棒的效果）。

苹果肌真的是让人显得年轻和好命的重要因素，爱爱有个好友长得很漂亮，但就是有脸颊比较凹陷的困扰，虽然看起来漂亮，但总觉得比较没有福气，后来在专业医师的协助之下，不仅拥有了漂亮的苹果肌，还嫁到超级好老公，生了可爱的小宝宝，幸福得令人羡慕呢！

胶原蛋白小常识

皮肤里的胶原蛋白（collagen）存在真皮层里，是纤维母细胞制造出来的纤维状蛋白质，具有良好的支撑力，它的角色就像支撑起皮肤组织的钢筋架构，能让皮肤看起来丰润有弹性。而真皮层中还有另一种弹性纤维（elastic fibers），经拉扯之后能迅速缩回，因此能让皮肤保持弹性。

不止皮肤里有许多胶原蛋白，其他的结缔组织，像软骨、韧带、血管甚至牙齿、头发中也都含有胶原蛋白。

目前医学美容技术进步，利用酸类护肤和镭射都可以促进肌肤胶原蛋白的增生，用高浓度果酸、左旋维生素C、镭射、脉冲光等低能量光疗，也有一定的效果，可以让皮肤比较紧实，促进胶原蛋白的增生。

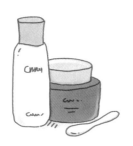

Concept.1
保湿都没做好，
皮肤干燥无光泽

大家要记住，保湿绝对是肌肤保养的根本！

保湿是所有保养的基础，基本功做得扎实是冻龄保养的首部曲。也因为保湿如此重要，每年的周年庆都可以看到我买好几瓶装的黛珂保湿美容液，最高纪录是有次周年庆爱爱和家人总共买了9瓶美容液，从此之后那专柜的所有柜姐都认识我啦！

我们常说的"肌肤保湿保养"，其实就是皮肤表皮最外层——角质层的保湿保养，而很多肌肤问题都来自角质层保湿度不足，如：干燥易敏感、紧绷粗糙无弹性、小细纹的产生，肌肤明亮度下降而变得暗沉，甚至脱皮、发痒等。而随着环境污染的严重和年纪的增长都会让肌肤保湿度下降。大家一定有这种经验，有时候皮肤很干燥，但不管擦了多保湿的保养品肌肤还是吸收不进去，这时候就要思考一下保湿步骤是否做得正确和选择的商品是否适合自己啰！

所以爱爱要告诉大家，适当的角质护理，才有助于保养品的后续吸收，如果有那种怎么擦保养品都"进不去"的

感觉，那就要看看自己保养的步骤里面，角质层护理做得够不够啦！而去角质的产品我个人比较偏好"温和且有效"的成分，例如乳酸就是很好的选择。乳酸也被用来当保湿剂，拿它来去角质不仅可以代谢老废角质，还有加强保湿的效果呢！

依照肤质的不同，选择适合自己的保湿品

★ **油性肌肤（年轻肌）**：建议选水包油剂型的清爽保湿乳液或质地偏凝胶状的乳液，而要判断哪种是水包油的剂型，可以做一下简易的小测试喔！买乳液时可先擦手背再冲水，若完全吸收，为水包油剂型；如果出现油水分离的水珠状，为油包水剂型。

★ **干性肌肤（熟龄肌）**：油脂分泌少，补水以外也需补油。建议先使用富含大小分子量的水性保湿精华液后，再使用油包水质地的滋润乳霜，来防止水分散失并补充油脂。

Concept.2
不防晒老得快，
黑斑、雀斑现形

皮肤科医学已经很确认一件事——90％以上的皮肤提早老化都是不当的阳光（紫外线）曝晒造成。因此，不论你想白皙、水嫩，还是没皱纹，紫外线绝对是你要对付的头号敌人。看到这里，应该知道防晒有多重要了吧！爱爱觉得自己算是很幸运，因为本身不喜欢晒太阳，加上爱妈从中学时就叮咛我要擦防晒霜上体育课，所以防晒观念启蒙早，也就是因为这样才有幸比同龄的人看起来稍微嫩点啦！

而亚洲女性最爱的"美白保养"里面，我觉得最重要的一个步骤就是"防晒"。紫外线除了会让肌肤变黑，形成斑点之外，最可怕的就是会加速肌肤的老化，真是肌肤的无形杀手。做好防晒除了可以让皮肤看起来比较白皙之外，也是预防老化和斑斑点点爬上脸的最好的保养方法喔！

而像我的工作有时候要出外景或者是在摄影棚内拍摄，以前只知道出外景会晒到太阳，所以每回都会特别注意有外景工作的时候很认真地做好防晒加定时补擦防晒粉饼，一收工马上撑伞保护

肌肤。但是我却轻忽了原来棚拍也会有"紫外线伤害"，记得有一回在棚内拍摄，一连工作几个小时下来，忽然发现自己的肤色看起来怎么有点变红红黑黑的感觉，连摄影师都发现肤色不连戏，后来才知道摄影棚的灯光很强烈（而且还打了 3 ~ 4 盏灯光直接对着我），居然活生生把我给烤黑了！（我的妈呀！难怪工作人员都闪避着灯光，原来不是害羞是怕晒黑呀！）有了这次的教训，我就算白天只在室内工作打电脑也会擦上SPF15 左右的防晒乳来保护肌肤，毕竟认真美白一个月，也补不上一天没防晒呀！

所以说起来，投资防晒真的是保养护肤里面性价比最高的一个步骤，你说是不是呢？

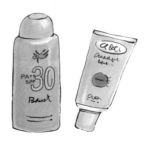

Concept.3
毛孔粗细，
决定肤质与肌龄年轻度

毛孔粗大就会让皮肤看起来有松弛感。一般来说，毛孔粗大的原因有两种，在年轻的油性肌中因为皮脂腺活性较强，也就需要较大的开口来排泄所分泌的油脂，所以脸部的毛孔通常比身上其他部位来得大，看起来也明显许多；而同样在脸上，鼻子以及鼻翼旁的毛孔，又较其他区域大。

尤其是喜欢自己乱挤粉刺的人，真的要引以为戒，没有做好收敛毛孔的保养步骤，日复一日下来鼻子的毛孔会变得很明显，我就是个活生生的例子。看到黑头粉刺不去挤它真是手会痒，而年轻不懂事地乱做脸，也让鼻子毛孔更加明显，后来是经过长期乖乖的保养加定时到医美诊所治疗才救回我的粗大毛孔肌肤呀！

熟龄肌因为老化以及退化的缘故，导致毛囊周围胶原纤维、弹性纤维的减少，或是纤维的老化变性，以至于缺乏原有的弹性，使得毛囊的周边支持系统破坏，导致毛孔的粗大（有的人也会有两者兼具的困扰），而根据不同的成因，保养的方法也会不一样。

在保养品方面可以选择使用一些维生素 A 的衍生物，例如 A 醛、A 酯，或是左旋维生素 C，对于增加真皮层的胶原纤维都稍有帮助。此外，适当地使用防晒乳液，可以减少紫外线造成的皮肤老化问题。

医学美容治疗方面，还可以选择脉冲光、染料镭射、净肤镭射等治疗。高浓度的果酸等酸类保养或是水微雕，配合粉刺清除术，可以去除角质、减少毛孔堵塞，进而疏通毛孔以及缩小毛孔。

可以以多重管道对症下药来消除粗大恼人的毛孔，但是有人天生是毛孔粗大的肤质，那也只能再搭配化妆遮毛孔技巧来弥补，达到细致且看不到毛孔的肤况也不会太难，共勉之！

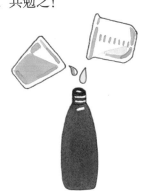

Concept.4
选错洗发用品，
让你头发根根掉

洗头发其实不应该叫作洗头发，而应该叫作洗头皮才对！有健康的头皮，才会有健康的发丝，就像肥沃的土壤才能孕育出好的植物，而头皮保养是预防掉发和毛囊老化的第一个步骤。能够拥有一头丰盈的秀发，不只可以看起来更加年轻有活力，也会让整个人的整体质感加分不少喔！

秃头现在已经不是男生的专利，很多女性朋友也开始有掉发的危机。摒除怀孕或者是更年期，情绪和压力都是引起掉发的原因，头发的生长除了有血液供给养分，还受到神经的影响，神经控制头发的新陈代谢，压力太大时，头皮的代谢加快，但营养来不及供应，就会失去平衡而引起掉发。而不当的减肥也会有掉发的疑虑，过度节食或采用单项饮食的减肥方法，很容易造成营养失衡。因为，头发是身体生长最快的组织之一，当营养不足或有所缺损时，很快就会反映出来。

拥有健康秀发的 9 大 "发" 则

1. 常按摩头皮，让发丝更健康亮丽：按摩头皮可以促进血液循环，让毛囊得到充分的养分。

2. 选择适合自己的洗发精：头皮也跟我们的脸部肌肤一样，分为油性、中性和干性，选择洗发精就要依据自己的头皮性质。

3. 护发品太滋养，避免碰触到头皮：护发用品只要抹在发尾就好，千万不要求好心切而整头都擦上护发素，这样反而容易造成毛囊阻塞。

4. 洗完头发头皮一定要吹干：头皮不吹干就睡觉很容易让毛囊变得不健康。头皮吹干，发尾八分干即可。

5. 头发也要注重防晒：做好防晒以免引起头发干枯变黄。

6. 避免刺激性的食物：刺激性的食物易引起脱发或加速头发变得稀疏。

7. 睡眠充足，避免熬夜：皮肤与头发的休息比较慢，通常要熟睡 1 ~ 2 小时之后，代谢才会减缓。

8. 营养均衡的饮食习惯：牛奶、蛋和鱼肉都是高效率蛋白质，容易被人体吸收。

9. 补充足够的水分：皮肤干燥，头发也会跟着干涩，容易脱落。

Concept.5
30 岁却老爱吃速食油炸品，老化速度更惊人

香喷喷的咸酥鸡和像脸一样大的炸鸡排，外加一大杯的珍珠奶茶来当下午茶点心或消夜，吃起来是不是很过瘾又够味呢？但是你知不知道这些食物不仅会让你发胖，也会让你越吃越老。如果你想要让身体变得健康、年轻又窈窕，从今天起戒掉这些不健康的饮食习惯吧！抗老不是只擦抗老保养品就好，最重要的还是从"口"开始做好身体管理。

3 类越吃越老的 NG（即，不好的）食物

1. **氧化的食物**：我们都知道抗老首先要"抗氧化"，当我们吃进氧化的食物，体内会产生大量的自由基，这些自由基就是造成老化的凶手之一，所以最好食用"新鲜且完整的食物"。

2. **过度加工及冷冻食物**：太多的添加物如防腐剂、人工色素等，举凡罐头、泡面、火锅常见饺类、香肠，这些东西相当容易在体内产生自由基，破坏人体机能，造成细胞老化加速，而且营养价值也少。

3. **油炸烧烤类食物**：市面上贩售的油炸

食品，经常都是一锅油炸上许多次，整锅油都是过氧化油脂，等于直接把大量的自由基吃下肚，想要不老，最好少吃这些经过高温烤炸的食品，至少远离那些反复油炸的薯条、咸酥鸡吧！

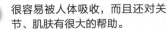

吃对 5 种抗老食物，让你年轻 10 岁

鱼类 鱼肉的热量低，含有大量完全蛋白质，它的必需氨基酸比例好，很容易被人体吸收，而且还对关节、肌肤有很大的帮助。

山药 白色带点黏黏稠稠的山药，含维生素 A、C，有助皮肤美白，维生素 B_1、B_2 则加强热量代谢，且有多种抗老功效。

姜 姜是不可或缺的美人食物，辛辣的姜能促进血液循环，生理期前来杯温热的红糖或黑糖姜汤，也可以舒缓身体的不适感。

豆浆 豆浆含有大豆异黄酮成分，有助于皮肤光滑白皙，也可维持体态。

番茄 番茄含有多种抗氧化物和维生素 C，而且纤维多、糖分低、热量少，是很热门的减肥食物。

Concept.6
错误的减重
只会让你更显老

追求窈窕的身材是很多女性毕生努力的志业，尤其是必须在镜头前露脸的，我也曾经因为脸形比较圆润而被经纪公司要求瘦身，以求上镜头好看。为了工作我可以忍受用一天只吃一餐（且完全不吃淀粉）的极端手法来减肥，最瘦曾经瘦到 45kg / 170cm，但是现在看到当时的照片觉得一点都不美，不仅脸色不好，整个人超没有精神，穿泳装感觉双腿超瘦弱，很 NG 的瘦身法。

当时真的只要市面上一流行某种减肥法，就会陷入一窝蜂的状况之中，有许多不是很健康的瘦身方式，只是一味追求快速和体重数字的下降，到底减少的数字是真的变瘦，还是只是水分的暂时流失所营造的假象呢？而且反反复复的减肥，除了容易让体重呈现溜溜球效应之外，更可怕的是长久下来不仅全身皮肤变得容易松弛，还减到不该减的部分（例如脸颊凹陷），真的会让人看起来更显老态呢！

所以养成正确且健康的饮食观念是很重要的，知道哪种食物可以吃，哪些食物尽量少吃，是很重要的一门

学问呢！

除了摄取足量的营养成分（蛋白质、淀粉、蔬果类）之外，哪些时间吃哪些食物也是重点，如果可以有一种吃得健康又不挨饿并能维持窈窕身材的饮食法，相信大家都很有兴趣去研究吧！在这本书里面，爱爱就会跟大家分享一下这几年吃不胖的秘密啦！

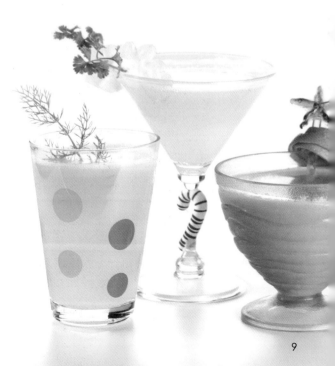

从现在开始，
让你比同龄女孩更年轻

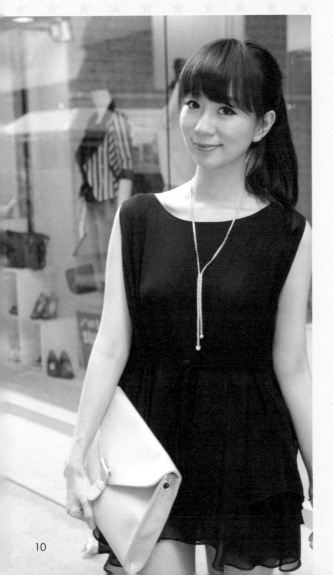

话说，爱爱的爱美因子启动的时间比别人早 10 年以上，不知道这是遗传的天性使然，还是个异类，从小开始我对于"漂亮"两个字就异于常人地执着。

小时候坚持要穿毛毛靴和帅气斗篷才肯上街（天知道那时我才 3 岁耶）。听舅舅说我的鼻子太塌，可以用晒衣夹夹鼻梁来挺鼻，爱爱也乖乖夹了好一阵子，直到被爱妈发现之后，才停止了这个搞笑的举动。（但是，我本人真的很感谢我大舅，因为目前我的鼻子是家中女生最挺直的，而后来日本人不也发明了挺鼻夹嘛！我可是早了 30 多年就用啦！）哈，这也算是个美丽的意外吧！

而且我还有一个特殊雷达，玩玩具一定先翻阿嬷梳妆台上的宝贝，被我弄坏玩完的总是最贵的进口彩妆保养品。（话说，在 30 多年前，一罐进口知名品牌的面霜可是要花掉一大笔钱哩！）我想，这也算是一种上天给予我的特殊天赋吧！（虽然被揍是免不了的，但还是死性不改，继续在阿嬷的梳妆台上撒野。）

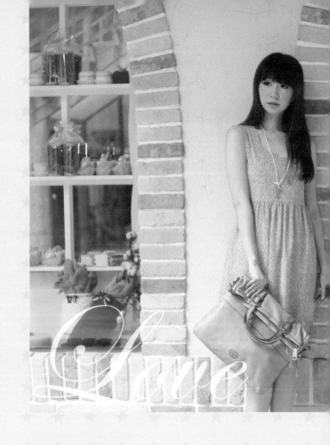

而说到保养的开始，我可是从小六就开始擦化妆水和乳液，不要觉得奇怪或太早，当身体迈入青春期就该擦保养品啦！

青春期身体荷尔蒙的变化，让小孩子变成小女生，这时候的肌肤也开始产生微妙变化，这时期打好肌肤的底子，是维持住水嫩皮肤的最好时机，也是让你青春冻龄的开始。

青春期的保养以清洁为主，早晚仔细洗脸和擦化妆水是每天必做的功课，我还记得我的第一瓶化妆水是资生堂的艳容露呢！

如果是皮肤容易出油的时候，我会在午餐时间之后，稍微用清水清洁一下皮肤，由于保养观念启蒙得早，青春期没有长过太多痘痘。（偶尔当然会来一两颗无伤大雅的痘子啦！）老实说，当时的保养观念除了小部分有爱妈的贡献之外，更多的是靠我自身。自从我识字以来，不管是小说、漫画还是报纸、明星周刊，任何有文字和图片的书，我只要到手通通会看，尤其是报纸副刊或者是明星杂志，里面有关保养的 Q&A 单元是我的最爱。印象中有次看到任达华的保养之道，让我印象超深刻，他说洗脸最重要的是要把洗面皂冲洗干净，大概要泼个 20 ~ 30 次水才足够。于是，我每天洗脸就乖乖照做，还会很认真地算有没有泼水泼到 30 次哩，每次洗完脸浴室就像闹水灾呀！

如果你已经错失了青春期这个黄金时机也别担心啦！从现在起认真做好保养也不嫌迟，最怕的是明明知道保养的重要性，却因为懒惰或者借口没时间而不去进行，那相信老化魔王一定先找上你。其实只要做好基本的保养，一天也不过花 10 ~ 30 分钟，就可以保持住肌肤的青春与美丽，何乐而不为？

皮肤就像是女人的一件皮衣，永远脱不下来也换不掉，所以请好好珍惜，维护这件必须使用 70 ~ 80 年的皮衣啦！只要愿意且肯花加倍的时间来努力，青春小鸟也是会猛回头的喔！

Concept.1
人生过了 25 岁之后，
请为你自己的外表负责

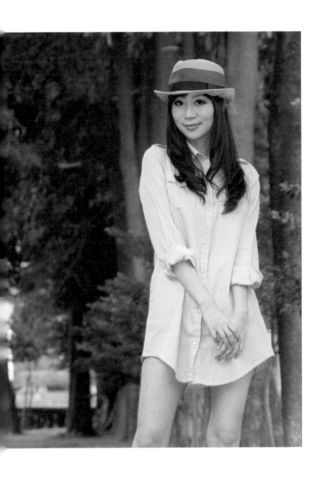

倒不是因为外表的美丑问题，而是你自己是否有用心地打理自己，从头到脚的穿着打扮，包括皮肤是否充满光彩和健康，这都是会列入考量的项目。毕竟，一出去工作你就代表了这家公司的形象，能把自己打理好，才能在工作上面有好的表现；反之，如果连自己的外貌都照料不好，那还有什么说服力，说可以完成工作呢？

这观念已经和我们小时候念书时教的不太一样了，以貌取人当然不好，爱爱也不是要你这样做，但相对的，如果外表有加分的可能，我们为什么不这样做呢？

毕竟在这繁忙的时代，你的第一印象就取决于前 6 秒钟，如何在这黄金 6 秒钟展现自己最好的仪表，真的是一门必修的课题。有了美好的第一印象，那就有更多机会让人发觉到你美好的内在，不是吗？

曾经和某位知名的企业老板聊天，爱爱问到企业征才是否会因为外表的考量，而影响到企业主录取与否的标准，老板很诚实地说："一定会！"

而说起皮肤保养这件事，身边总是有很多女性友人们说工作很繁忙没时间做保养，或者是照顾宝宝已经累垮了哩，一看到床就想直接昏倒在床上，哪有余力再起床卸妆洗脸擦保养品呢？亲爱的朋友呀，相信不管大家多忙碌多疲累，你每天还是一定要洗澡吧？

千万别跟爱爱说连洗澡都省了啦！那我不要跟你做朋友了，开玩笑的啦！其实洗澡是一个很好的护肤时刻喔！洗澡的同时，我们可以进行懒人"5分钟快速保养法"。

首先，你可以选择一款适合自己的洗卸合一的商品，一次完成卸妆和洗脸的动作，而洗卸合一的商品通常比较适用于淡妆系的女孩，不过你都已经没时间保养了，爱爱相信你一定也没时间化浓妆吧？那使用这类产品就最适合不过啦！

这样洗脸加卸妆只花了你1分30秒，接下来就可以使用厚敷凝胶当面膜，也可以单擦保湿凝胶类产品，厚厚敷上一层，等洗完澡的时候，把多余的凝胶擦拭干净即可，这样就完成了懒人的5分钟快速保养，这方法爱爱连敷脸都帮你安排好了，是不是很贴心呀。

而白天的5分钟快速保养法更简单，洗完脸之后，只要擦上多合一的保养品，就一罐搞定保湿滋润、防晒和润色。看！保养是不是没有想象中的难和麻烦呢？现在科技真的很发达，有各式各样针对不同需求人们所设计出来的产品，只要用心去找，一定会找到最适合自己的那一款产品。

（如果你连找产品的时间都没有，那我也帮你找好啦！）

这么方便有效率，且效果超赞的保养方法，你还是要说你连5分钟的时间都没有的话，爱爱也只能在心里面默默为你的美貌来祈祷了！

LOVE'S 推荐

A. **基础保湿产品：**Kiehl's 科颜氏高保湿清爽啫喱面霜

B. **基础保湿产品：**倩碧晚安冻膜保湿凝胶

C. **基础洗卸产品：**洗颜专科柔澈泡沫卸妆乳液

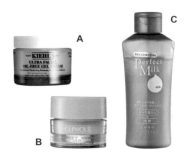

LOVE'S TIPS

★ 1. 别因为赶时间就用粗鲁的方式洗脸喔！快速但不一定要大力洗脸。

★ 2. 凝胶厚敷的用量千万不能太小气，以可以覆盖全脸肌肤为主。用量约2个樱桃左右的大小，两颊比较容易干燥的部位可以多敷一点喔！

你会保养吗?
只会擦保养品不算真保养

所谓的保养,不是仅擦擦精华液、抹抹乳液这样子的表面功夫而已!保养是一门我们从小到大必修的人生课程,不仅只是外在保养,还要结合内在身体和心灵的保养才是最完整的一套方式,也可以说保养是一种生活态度。

拥有健康的身体才会有美丽的肌肤,这是老生常谈,却也是铁一般的事实。爱爱我也遇到很多朋友,愿意斥资大手笔买下顶级保养品或高阶医美疗程来宠爱自己,但是对于饮食和作息,却完全和健康美丽的原则背道而驰!为了减肥,每天只喝黑咖啡+吃蔬菜沙拉瘦身,不补充优质蛋白质和淀粉,让你就算瘦到皮包骨也不会漂亮,只会更显苍老和憔悴。

没事晚上不睡觉却要浓妆艳抹到夜店狂欢到天亮!(回家还不卸妆直接睡觉,反正明天还要出去玩,这样子起床补个妆刚好赴约。)这种不健康的生活态度,就算使用仙丹妙药也没法子救啦!

所以规律的生活和正常的饮食习惯是很重要的,而我也会选择一些能够帮身体加分的好食物,适时补充均衡且完善的营养,才能让身体由内而外地健康,进而皮肤也可以更加光泽又有弹性喔!

心灵的压力这点也不容小觑,生活在现代,没人没压力。记得有一阵子刚好遇到工作、课业以及感情的三重问题,把我整个人逼到很紧绷,不过我当时还

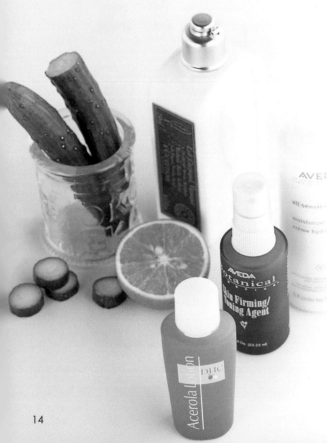

是每天正常工作，上课吃饭通通都如常，还以为不会被发现，但还是被朋友问到："你最近是不是忙坏啦？怎么看起来这么憔悴呀（惊）？"原本以为每晚睡前都擦顶级乳霜，就可以粉饰太平，真的立刻破功呀！

而在这连狗狗都会得忧郁症的时代，被工作和家庭、感情之类的问题追赶着的我们，适时地放松及舒缓压力是道德的，不管你的方式是去做按摩，还是在能力范围之内逛街血拼，又或者是跟姊妹淘聚会说八卦（这点对我来说是很重要的舒压管道），让自己的压力找到适当的出口，千万别累积下来，否则一旦到了极限，身体可会吃不消喔！还有学会正向思考，积极乐观的态度，是大家变美丽的不二法门，姊妹们一起努力吧！

爱爱的快乐保养小分享

1. 每天早上来杯豆浆（约250ml）或者新鲜的蔬果慢磨汁来搭配早餐，既营养又可以补充对美肌有益的养分喔！豆浆含有高蛋白质和大豆异黄酮的成分，持续补充对于肌肤的美丽很有助益，但是记得摄取的分量一天只要250ml或一块豆腐就够啰！

2. 适量地补充胶原蛋白，可以多吃富含胶质的食物或者补充胶原制品！我本人从小就很爱吃猪脚猪皮之类的

食物，这对于皮肤的滋润度真的很有帮助，如果是不敢吃的朋友，爱爱建议补充含胶原蛋白成分的营养品，不管是粉剂、锭剂或者是液体都可以，只要记得定时补充就可以啰！

3. 香氛疗愈的保养品日本独卖的Qiora，以香味和肌肤连接为诉求。嗅觉是一门很奇妙的学问，来自我们大脑的反应，进而反映目前你的压力源为何，在日本有很多女星爱用，总共有6款味道，喜欢哪款味道，就能反映出你现在身体和心灵的状况，是不是很妙呀！而爱爱测出来的问题，真的准到自己都吓了一跳呀！

LOVE'S 推荐

A. 锭剂胶原蛋白产品：Philavie 天堂奇迹胶原锭
B. 香氛保养品：Jo Malone 玫瑰花香水 / 油桃花与蜂蜜香水
C. 香氛保养品：Qiora Inner Serum / Shiseldo 日本独售

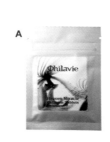
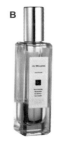
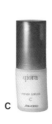

Concept.3

我们可以不漂亮，
但是绝对不能丑

迈入资讯化的社会，大家随手可得的各类最新美妆保养及流行资讯非常快速，随着资讯发达，大家接收了许多最新最快的消息之后，有时候并没有时间好好吸收这些资讯，于是乎，人家说最近流行什么，就一窝蜂跟着买，也不先研究到底是否自己需要，不清楚产品成分和使用方法及步骤，就跟着瞎用。明明BB霜就是属于底妆类产品（晚上需要卸妆），偏偏有人就把它当保养品，晚上睡觉也要擦上BB霜，搞到最后保养不成，还满脸豆花，真是赔了夫人又折兵。

杂志、书籍的美容讯息，美容网站的网友使用心得，都是我们可以好好参考的地方，不管保养品的文宣作得如何诱惑人心，感觉买下它人生立刻充满希望，但首先我们还是必须了解肌肤的基本构造，还有各种可逆和不可逆的老化现象，例如小细纹它是可以借由密集的保养而改善的，而皱纹则无法借由一般的保养品来消除。

先了解肌肤的构造之后，进而也要对保养品的成分和诉求有一个比较正确且不偏颇的认知。保养品顾名思义就是用来"保护滋养"皮肤的产品，如果对保养品有太多不切实际的幻想，这样子非常容易陷入对广告文案的迷思！

而要如何找到适合自己的产品呢？爱爱本身也缴过非常多的学费，除了自己多尝试之外，我很喜欢上美容网站讨论区或者看美容杂志得到一些实用的资讯，当然，前提是自己要能够判断资讯来源者的可靠程度，多看书多做功课是非常有收获的。

每个人的人生，都有一本"美丽存折"，你现在的种种行为，是要帮忙存入存折中，还是支领你的美丽额度呢？

LOVE'S TIPS

★ 报纸：苹果日报副刊——"让我更美"单元
★ 杂志：大美人、VoCE、FG 美妆杂志
★ 美容网站：Fashion Guide、日本 Excite
★ 美容书籍：徐教授才敢说的真相、化妆疗愈力、@cosme The Best Cosmetics Awards、FG 美妆年鉴

Concept.4
眼睛、脖子和发型，
减龄的 3 大要素

脸是一个人的门面，而门面之中最重要的就属眼睛部位啦！

大家都知道眼睛是灵魂之窗，但也是泄漏女生年龄的地方，从小就深知这个道理的爱爱，还没满 18 岁就开始使用眼霜啦！可能也跟我工作接触的环境有关，对于眼周保养我的启蒙来得非常早，第一瓶眼部保养产品，我还记得是 The Body Shop 的接骨木花眼胶呢！当时还是学生的我，为了买一瓶眼霜还要省吃俭用存零用钱才足够呢！

除了眼部外，还有哪些地方会泄漏年龄呢？爱爱请教过身边的众多女性友人，大家一致认同的"脖子年轮"，就像是树的年轮透露出年纪的端倪。

还有妈妈的后颈肉，这部分真的很奇妙，身为"小姐"的时候，完全不会注意到这里，好像只有当过妈妈生过小孩，变成虎背熊腰之后才会被拿出来讨论。不过，大家也别高兴得太早，现在到处都是"低头族"，一不小心后颈肉可是会悄悄出现呀！鸡爪手和脚后跟缺乏保养，一样会被列入"熟龄一族"。还有发型也是不可不注意的重点喔！

一个适合自己的发型，真的可以立刻帮你减龄 5 岁。这么多厉害的贴士，爱爱会在书里面慢慢为大家一一破解，一定要让大家都变成看不出年龄的超级美魔女啦！

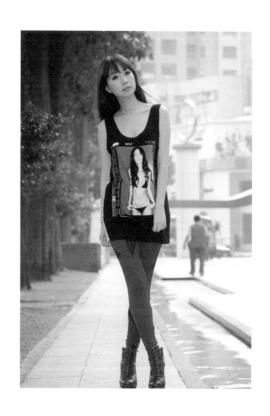

Concept.5
瘦不等于美丽，
但美丽肯定不能胖

维持窈窕的身形，是这辈子最漫长且必须执行的一门功课。

不仅只是为了外观看起来年轻好看而已，最主要的是肥胖是万病之源！几乎所有的慢性病起因都跟肥胖有关系，现代人外食的比例真的太高，随手可得的食物，几乎都是高热量、高油分、高盐分的食物，营养素真的不足呀！不然动不动就是拿个比脸大的炸鸡排和珍珠奶茶当下午茶，真的是太 NG 啦！

在这里爱爱不是告诉大家什么都不要吃，而是吃"对身体有益的食物"，我们可以把食物分为 5 大类，每种类别都需要摄取，重点是摄取的分量要调整和节制喔！

5 大类食物，千万要适量摄取

淀粉类 晚餐要少吃

饭、面、冬粉、吐司、地瓜、芋头……这些都是属于淀粉类食物，淀粉类食物分解之后变成糖类，可以维持身体所需的能量，预防肌肉组织的分解，而最重要的一点，糖类可以提高记忆力和学习能力，不吃淀粉类的减肥法真的会让人变笨喔。而我们选择吃淀粉类食物时，只要把握几个原则来挑选，记得它的"烹调"过程越简单越好，比如说米饭比炒饭好（炒饭会吸油），烤地瓜比蜜地瓜好（多加了很多糖会发胖）。

一日三餐里面，爱爱会把大部分的淀粉类放在早餐和午餐里面，晚餐淀粉类摄取分量要减少，这也是比较不易发胖的小秘诀喔！

鱼肉豆奶蛋 增加肌肤弹力

蛋白质的功能非常重要，能生长和修护人体的组织，构成肌肉，维持生理机能，想要肌肤有弹性，优质的蛋白质摄取一定要足够喔！

水果类 让你拥有好气色

水果可以提供各种营养素、膳食纤维和部分的矿物质，水果里面还有许多酵素和未经破坏的养分，所以尽量在白天的时候吃水果，才能让酵素发挥最好

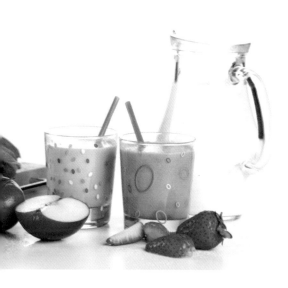

的功能。住在宝岛台湾的我们真的好幸福，一年四季随时都有各式各样的水果可以选择，当季盛产的水果不仅最新鲜甜美，价格又便宜，且所含的营养也是最丰富的，早餐前来杯慢磨新鲜蔬果汁，不仅活力满点，皮肤也会变得水当当喔！

蔬菜类 **丰富纤维不便秘**

蔬菜含有丰富的纤维质和维生素、矿物质等营养素，多吃好处多多，也可以帮助排泄顺畅。蔬菜的种类非常繁多，不同颜色的蔬菜含有不同的养分，红色系蔬菜含有茄红素，有很高的抗氧化能力和维生素 C；绿色的蔬菜则富含叶绿素。如果可以，每餐都当个"好色之徒"，红色、绿色、白色、黄色、紫色蔬菜通通吃下去，爱爱跟你保证，从此拍照就免修图，因为你的肌肤已经内建苹果光。

油脂类 **吃好油，皮肤才不干燥**

大家听到"油"这个字都会和"肥"画上等号。

但其实油脂也是我们人体必需的营养素之一，它可以帮助脂溶性的维生素 A、D、E、K 的吸收，如果长期无油饮食，皮肤会变得干燥，肠道也会因为缺少润滑而容易有便秘的问题发生。油脂的摄取尽量以"好油"为标准,何谓好油呢?

动物性油脂（猪油、牛油）比较不容易被身体消化和代谢，如果堆积太多在血管里面，就容易产生心血管疾病；而含有过氧化氢的反式脂肪，它无法被人体代谢，就属于"坏油"；而比较好的油脂，例如橄榄油、葵花油、亚麻仁油等，建议大家尽量摄取不同种类的油脂，这样身体就比较能够均衡地摄取到人体必需脂肪酸 Omega-3、Omega-6、Omega-9 等营养素喔！记得没有好油脂，就没有好肤质。

LOVE'S 推荐

美体产品：Fancl 芳珂无添加纤体热控片

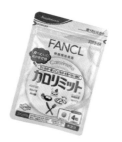

Concept.6
NG 发型飘婶味，
减龄 5 岁发型超重要

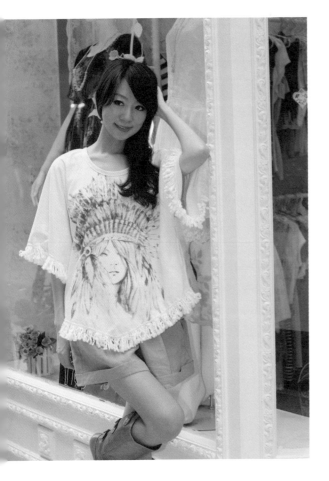

由于位处亚热带，台湾人的头皮几乎 80% 都是属于油性头皮，一旦外出一整天加上工作奔波劳累之后，头发不仅黏腻扁塌，发量不知不觉看起来变得更稀少，甚至连头皮都出来见人啦！（惊……立刻看起来老 5 岁呀！）

可是中午又没时间洗头该怎么办呢？

爱爱提供一个小贴士跟大家分享，一般最容易油腻的就属于刘海顶部的部分，很多人头皮一油腻起来，发丝粘在脸上的感觉真的很 NG（别人还以为偷懒没洗头哩）。这时候可以先使用"吸油面纸"稍微分区吸走头皮发根的油脂，之后再扑上一点点"透明的蜜粉"（千万别选有颜色的喔）或者是"发根的蓬蓬粉"也行，之后再依刘海方向"逆梳"头发，也就是说旁分右边的刘海，你就先梳向左边，稍做整理之后，下午又可以依然清爽美丽地见人啦！

所以，选择一个适合自己的发型，以及能够自己稍微做整理，是大家都应该好好做功课的地方。爱爱每次去美发沙龙整理头发的时候，不管是染发还是烫发，一定都会请教美发师，回家之后

有了漂亮的衣服，完美的妆容……但很多人却忽略发型的造型重点，发型一不对，就立刻让你从小姐变大婶呢！

我该怎么保养和整理头发，甚至会请美发师当场示范教学。千万别害羞，有任何问题都要马上请教专业的美发师，多问几次，多学几次，一定会有很大收获的。毕竟教会你回家自己处理发型，也是发型师的工作喔！

3大NG发型大搜罗

根据爱爱的观察，许多资深美女会有一些不太合宜的美发习惯，在这里爱爱要跟大家分享，其实要让人看起来有精神和年轻，发型占的比例真的比你想象中的重要许多。如果你也有下列几个习惯，不妨从今天开始，来个小小的变化，相信能让你有焕然一新的感觉喔！

 烫发就是要烫卷一点，这样才能撑得久，省钱又划算！

结果烫完立刻升级为"妈"字辈。烫发卷度非常重要，这可是影响你"看起来老不老气"的重点，所以，请抛开这种大婶心态，毕竟现在热塑烫技术很先进，烫完好好保养整理，卷度维持一年半载都没问题的啦！请不要再为了省钱，烫出太卷Q的发型啦！

话说，号称蚊子飞进去，肯定无法活着飞出来的卷度，我想没有人想挑战吧！

 坚持自然才是美，不烫不染且不剪头发的过长黑发美人

身边总是有些人，坚持不染不烫头发这点，爱爱真的完全没意见！但是不剪头发，发长过腰且完全没有层次的黑发是很NG的。没错，谁都想要王祖贤那样飘逸迷人的长发造型，但是先天条件可是要评估，你的身材够高挑吗？

黑色及腰长发固然很有飘逸感，但如果是娇小女生的话，沉重的头发只会拖垮身材比例，如果再加上没有化妆习惯的话，那真的看起来一不小心就会有阿飘（即鬼魂）味，如果是个美丽的阿飘也就算了……就怕不美，整个人看起来像阴气沉沉的老太婆就太NG啦！毕竟不是任何人都可以当王祖贤的不是吗？

潮流彩色朋克风造型，这就留给20岁的年轻人吧！

年纪渐长到一定程度，合宜的气质和打扮是非常需要留意的！

染个粉红粉蓝的怪异发型，放在20岁的女孩身上，大家觉得青春无敌！但如果是放在熟女身上，大家会觉得你只是想抓住青春的尾巴，无疑印证了"此地无银三百两"的感觉。

香水味道小心谨慎，
别出现"老人味"不自知

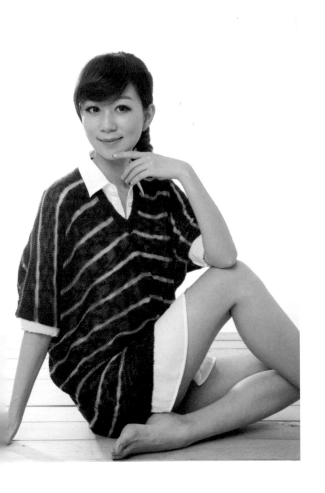

舒服迷人的味道是受欢迎的开始，香味是一种很奇妙的记忆，小时候印象最深刻的是妈妈用的百优乳霜味道，长大之后一闻到这款乳霜的香气，当时的回忆立刻涌上心头（笑）。

香水的选择是一门学问，每款香水都有属于自己的个性，更特别的是同一款香水喷在不同人身上，又会产生不同的味道，这是因为人体的体温和油脂，又让这香味有独一无二的感觉。

而选择香水，除了有自己的喜好之外，还因时间和场合有所区别，上班的时候（或者身处于比较密闭的空间里面）应该避免太过浓郁的味道，而使用的分量也应该稍加注意，以免影响到周围的人。所以白天使用较淡的淡香水，晚上或者是约会的时候，就可以选择味道比较浓郁的香氛。

不习惯使用香水的朋友，试试含有香氛的身体乳液也是不错的选择，味道会比较淡雅，且乳液又有护肤的功效，真的是一举多得喔！

爱爱 Love 最爱当香香美人

来自英国的 Jo Malone，除了精致的米白色盒子和黑色罗缎蝴蝶结的包装设计让人惊艳之外，可以多香混搭是它最大的特色，混搭出独一无二专属于自己的香气！

除了身上用的香味之外，做个受欢迎的香喷喷美女也要注意"口中的香气"喔！口气不好的时候，真的很糗耶，尤其是吃过重口味的食物，更要注意口气的清新，饭后记得刷牙，如果不方便的话也可以使用漱口水去除口腔异味，而坊间不同口味的口香喷雾则是急救的好帮手！随时补充水分，也是预防口气差的好方法，养成每 30 分钟就喝水的好习惯，还可以帮助维持水嫩的好肌肤！

A. 香氛保养品：Jo Malone 玫瑰花香水 / 油桃花与蜂蜜香水

B. 口腔护理随身小物：Ora2 口香喷剂（可以选择自己喜欢的味道使用）

C. 口腔护理随身小物：易口舒 Eclipse 无糖薄荷口含锭（只要觉得口气不好马上来一颗，恼人的问题马上解决）

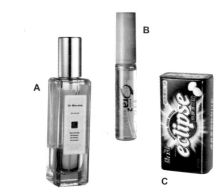

使用香水的 4 个小贴士

少量多处地使用

一般我们可以沾香水轻点在耳后、手腕内侧和膝盖内侧，这样子避免把香味集中在某一处，而造成味道太浓郁的感觉，记得沾取香水要用干净的手指喔！

香水也是要换季的

春夏可使用比较清新的花果香调的香味，秋冬可以选择比较沉稳的麝香调香味，一整年都用同一款味道已经不适宜啦！

喷雾式的香水

爱爱会把它喷在空气中，然后再穿越这阵香水雨，这样子也可以全身都沾满了香气，让人有种隐约闻到若有似无的感觉。要注意的是，如果是穿着白色或者丝质的衣服千万别这么做，这样容易引起衣服变色喔！

香水也有保存期限

尽量避免将香水放在容易晒到太阳或者湿度和温度高的地方，以免香味走调。

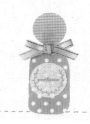

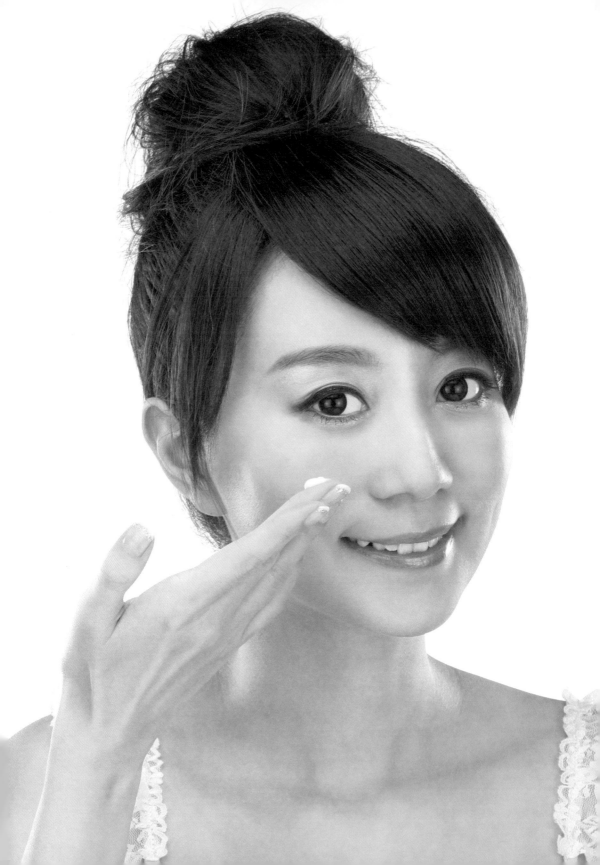

CHAPTER 2

年龄不被看透——
小细节保养都别放过

不分昼夜都要爱美！
爱爱的早晨基础保养

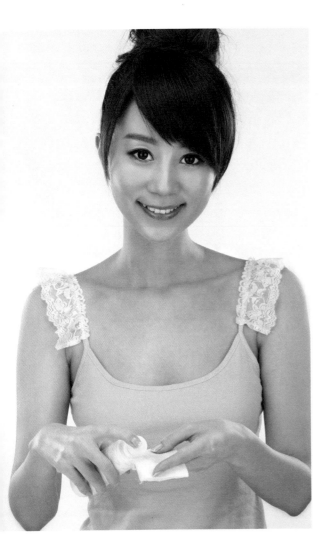

"世界上没有丑女人，只有懒女人"这句话，相信大家都已经听到滚瓜烂熟，外加倒背如流啦！

勤能补拙这个道理大家也都知道，那要亲身实行起来，有时候对于现代忙碌的女性来说，是有点小小麻烦，但当你把这些保养变成生活习惯的一部分之后，其实也没有这么困难，如果你真的是懒惰到无可救药，但又不想放弃任何变美的可能，那你就要好好研究这个单元的内容啦！

也许你会发现，书里面爱爱介绍的爱用产品价格都不如开架级的商品价格这样亲切，也不是说便宜的商品不好，贵的商品就一定比较优质，但只能说一分钱一分货的道理，是有它存在的意义。

与其花大钱去买一个超级名牌包包，爱爱宁愿把预算投资在自己的保养上，毕竟这身体和脸蛋可是要陪自己过一辈子的，稍微有任何闪失或出错可就不得了啦！更何况只要有美丽闪耀的迷人肌肤，谁还看你拿什么包包出门呀！

有的商品是贵在它的最新科技，有的是含有顶尖成分，爱爱自己选择保养品的观念是：短时间停留在皮肤的商品（例如洗脸、卸妆）可以选择比较多样化且价格亲切的开架用品；必须长时间停留在脸上的护肤品（精华液、面霜等），那可就要精选一番，秉持着开放的心胸，多多试用各种产品，一定可以找到属于自己的"命定款梦幻保养逸品"。

爱爱的早晨基础保养

懒惰的美人们，你只要确实跟着爱爱的脚步，一起来做基础保养（连产品爱爱都帮你选好啦，是不是很贴心呀），一天其实花不到很多时间，让你趁着韩剧的广告空当，就可以轻松保养出美人肌啦！

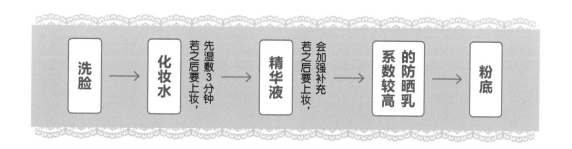

洗脸 → 化妆水（先湿敷3分钟，若之后要上妆） → 精华液（会加强补充，若之后要上妆） → 系数较高的防晒乳 → 粉底

化妆水无用，可以省下来？

晨间保养的重点在于保湿和防晒这两个步骤，经过了一夜的睡眠，脸部也会分泌油脂，而这些油脂会形成过氧化脂质，它便是造成皮肤老化还有干燥的元凶。

除了干性皮肤可以直接擦上化妆水开始保养之外，一般中性和油性的肌肤，早上的洗脸步骤还是必要的。中性肌肤可以用大量的清水来冲洗肌肤；而油性肌肤的女孩，就必须要搭配洗颜产品的使用。像爱爱本身是 T 油 U 干的肤质，早上洗脸的时候会使用洗颜产品加强 T 字部位的清洁；干燥的脸颊部分，则用清水冲洗带过。

相信有人也听过专家说的"化妆水无用论"吧？当时一听到这个理论，很有神农尝百草精神的我也施行过一阵子，那一阵子会发现皮肤擦上乳液之后，摸起来只有油腻的感觉，而没有保养过后的"润感"，那到底问题出在哪里呢？

原来是刚洗完脸之后，如果你马上擦上乳液滋润皮肤那就没太大问题，就怕没有马上补充，等肌肤表层干干的时候，其实擦上乳液的吸收力是下降的，所以爱爱还是会擦上化妆水啦！因为化妆水不仅有再次清洁皮肤的功能，还有调整肌肤 pH 值，以及提供肌肤湿润感，帮助后续保养品吸收的功能。

肌肤比较敏感的女孩们，也可以试试看温泉保湿的喷雾水，可以舒缓镇静皮肤。爱爱自己使用保湿化妆水的方式是，早上轻拍、中午喷雾按压、晚上湿敷三部曲，让你整天都水润润。

爱用保湿精华液，否则缺水变身出油肌

在皮肤还微湿润的状态之下，继续补充上比较清爽的保湿精华液来加强锁水的功能，后续再上妆，所以白天使用的保湿品要以清爽不油腻，且好吸收为最佳选择。

擦上精华液的时候就从比较容易干燥的脸颊部位擦起，再稍微带过 T 字部位即可，而有的人会因为怕油腻而忽略 T 字部位的保湿，殊不知保湿做得不够彻底，肌肤反而容易变成易出油的干燥肌，也就是常见的鼻子油亮亮，但却会小脱皮的困境。如果你有这种困扰，不妨在擦完保湿精华液之后，再用局部的化妆棉沾化妆水湿敷鼻头 1 分钟，多了这个步骤不仅能让后续妆容比较不容易脱妆，而且鼻子也不那么容易出油。

3 分钟妆前湿敷法，让你妆容服帖一整天

对于不吃妆，或者皮肤状况忽然变得很糟糕，但却需要上妆的急救 3 分钟湿敷法：

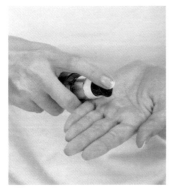

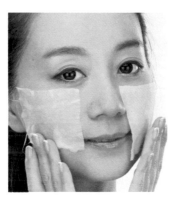

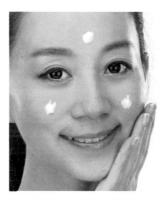

1 首先要取用比平常多一倍的保湿精华液，先充分按摩于整脸之后，再取适量加强在脸部干燥的地方厚敷。

2 以充分沾满保湿化妆水的化妆棉，湿敷于脸上约 3 分钟。

3 敷完后马上用乳液加强保湿肌肤，等肌肤吸收养分之后，你会发现皮肤变得很咕溜，充满了满满的润泽感。夏天的时候也可以用稍微冰镇过的化妆水湿敷，不仅消暑又可以让后续妆容更持久；冬天则可以再加敷热毛巾促进血液循环，会让气色变得好喔！

日用乳液保湿度要足

保湿却又不油腻的产品，最好还要有基本的防晒系数 SPF，这样就算是平常不出门也不化妆，却已经够有基本防御紫外线的能力，记得所有的保养步骤也都必须带到脖子部位的肌肤喔！

防晒乳液抵抗紫外线

爱爱会视当天的情况来选择防晒系数不一样的防晒用品，如果只是一般的办公室工作（低曝晒室内工作），爱爱会擦上 SPF30 PA ＋＋＋的防晒霜使用，一般来说只要使用防晒乳液足量的话，SPF30 PA ＋＋＋已经可以阻挡大部分的紫外线啦！而如果是要外拍工作（高曝晒工作），当天就会擦上 SPF50 PA ＋＋＋的防晒乳液，再加上定时补擦防晒用品，这样就可以保护好肌肤不被紫外线伤害啦！

简易上妆万用 BB 霜也要慎选

自从 BB 霜在彩妆界中大流行之后，我想每个人手边应该都有两到三款不同功能的 BB 霜啦。BB 霜是强调多功能性的诉求，是现代女孩们爱用的商品之一，遮瑕力不错，上妆又快速，很符合忙碌女性的需求。以前的 BB 霜通常质地比较厚重，颜色比较偏灰白色系，但经过不断的改良之后，BB 霜愈来愈多元化，质地也变得更加清透不厚重。现在有的 BB 霜还有分色号，可以满足不同肤色女孩们的需求呢！

粉底愈清透愈年轻

粉底的种类可以分为液状、乳霜状、粉凝霜状和膏状几种不同的质地，可以依照个人喜欢的质地和遮瑕度来选择不同的类型。一般来说，液状的是最普遍的粉底种类，使用上的技巧也是最简单的，只要取适量粉底液，轻轻拍点在脸部上轻推开来，再使用海绵推匀就可以完成底妆的步骤；而粉凝霜的质地绵密细致，携带也很方便，是现在的粉底新宠儿。不管是哪种类型的粉底，使用上一定要以"少量多次"为原则，粉底上得愈清透，肤质看起来就会愈年轻，且不易脱妆喔！

妆容不完美？上妆的 3 大 NG 错误动作

 保养品还没完全吸收就急着上妆，只会让你愈妆愈丑！

　　通常擦上保养品之后，每个品项的步骤间隔一定要足以让保养品彻底吸收，拍上化妆水，擦上精华液之后，不妨先煮杯咖啡，再继续擦上日间乳液吧！化妆前的保养很重要，尤其是有比较多道保养手续的时候，最重要的是要等保养品彻底吸收之后，再继续进行下一个步骤。

　　如果只是一味地猴急，随意地把保养品通通涂上肌肤，而不给皮肤时间吸收，之后的底妆反而会因为保养品的堆积，而使后续妆容呈现不好的效果，搞不好还没出门妆就花啦！

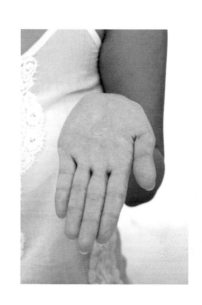

 早上赶时间出门，又用到起屑屑的精华液真让人抓狂！

　　你是不是曾经跟我一样，早上忙着出门，擦上保养品之后上妆，一不小心海绵就推出一堆屑屑……不搓还好，越搓更是欲罢不能地产生更多的屑屑，这是怎么一回事呀，难道我的脸没洗干净吗？

　　明明精华液是刚刚买的呀，马上回柜上问柜姐，柜姐也只是要你"小力"轻拍粉底（不能用推），或者就说可能和其他产品"打架"产生屑屑啦！

　　是说……真的是这样子的吗（疑问中）？

　　其实会起屑屑的精华液通常是加了胶质、增稠剂或者是玻尿酸，那我们要如何避免这种状况发生呢？

爱爱要分享一个小贴士给各位美人儿，在选购精华液的时候，可以先在手上试，要记得涂厚一些，等精华液干了之后用手搓一搓，好的精华液会吸收，而比较不优的（或不适合妆前用的）就会起屑屑啦！

 想打造完美底妆，却变成大浓妆的厚粉人

谁都想要看起来像杂志模特的完美底妆，其实底妆要好，保养真的是占了 70% 以上的重要性呀！如果没有好的肌肤，底妆再怎么打也不会好看，所以底妆要好，基础保养不可以少。

完美底妆的小秘诀：

1. 粉底颜色一定要接近自己原本的肤色

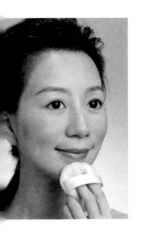

试色最好试在脸上，以靠近下巴的肌肤颜色为主，粉底液只是修饰肤色不均的困扰，千万别想要用粉底来"美白"肌肤，这样只会像戴了层假面具般的不自然喔！

2. 打粉底千万不能贪心，不是用量越多越好

粉底液的用量以"少量多次"为主，好的肤质通常用更少的粉底来展现肌肤原本的质感，呈现"上质肌"的妆感，甚至不用全脸都上粉底，只要在肤色不均匀的地方（或瑕疵处）补上粉底液即可，这点可是跟 Roger 老师学来的喔！

LOVE'S TIPS

很多女生的困扰是出门后已经上妆，到底要如何补擦防晒用品呢？是要卸掉底妆重新补擦防晒乳呢，还是直接在化完妆的脸上补上防晒霜？（那妆不是就花啦！）其实，补擦防晒用品真的很简单，就补上防晒粉饼或者蜜粉就行啦！现在的科技已经非常发达，很多防晒粉饼的粉质已经做得很细致薄透，让你补上粉之后，妆容一样清新美丽又不厚重，而粉体覆盖在皮肤上，本身就有帮我们皮肤"防晒"的功能，所以定时补妆也是在帮我们的脸补上防晒用品喔！

3. 定妆方法很重要

这关系着底妆的完美持久度，我会将蜜粉扑和蜜粉刷一起使用，在容易出油的 T 字部位会用蜜粉扑敷上蜜粉，蜜粉扑定妆的功能比较"扎实"，对于容易出油的地方来说有比较强而有力的定妆效果；至于脸颊肌肤比较干燥的部位，爱爱会用蜜粉刷来定妆，轻轻刷上一层蜜粉就行啦！这样不仅有定妆的功能，还不会有肌肤干燥问题产生。

**爱爱
同场加映**

BONUS
一夜奇迹的变美法

熬夜真的是美肌的头号杀手，大家都知道晚上 11 点到凌晨 2 点是肌肤修复的黄金时期，照道理这时候大家都要乖乖地睡美容觉才对，但是奈何人生有时候总是需要熬夜，不管是狂欢或者是工作，还是照顾小孩，甚至是失眠，总会有熬夜的机会。熬夜真的很逼不得已，所以为了弥补皮肤造成的损害，就要用更厉害的保养技法来拯救一下熬夜后的菜菜肌啦！

说起熬夜，爱爱可是标准的夜猫族，这可算是我的长项（苦笑），尤其每当需要出书赶稿的时候，不到天空微亮是不可能睡觉的啦，名副其实的早点睡（吃完早点再睡觉），哈哈。但没事的话为了身体健康，爱爱可要奉劝大家早点睡（这样不仅可以让肌肤充分休息，还可以把买熬夜霜的钱存下来啦！一举多得）。以下就是一夜奇迹美容法步骤：

BONUS.1 熬夜肌的 SOS 秘技

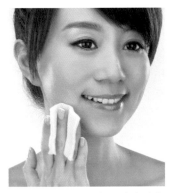

1 清洁完毕先用角质液去除老废角质（或可以敷清洁面膜，二选一）。

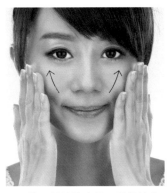

2 使用精油按摩帮肌肤做按摩，提振疲惫的肌肤，取适量精油于手心，搓热之后可以嗅吸两次，再将精油由下而上，均匀且缓慢地按摩全脸，加强淋巴处按摩。

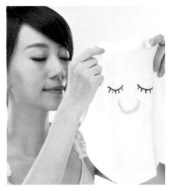

3 用热毛巾热敷一下。

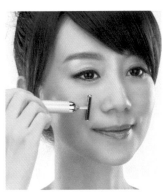

4 如果属容易水肿的体质，还可以搭配 24K 金美颜棒，由下往上做提拉。

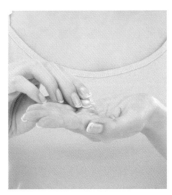

5 擦上精华液胶囊 + 熬夜霜，就完成保养步骤啰！

LOVE'S 推荐：神奇熬夜霜

A. Skincode ACR 活颜美肌精华胶囊（SOS）：号称神奇蓝色小精灵的 ACR 活颜美肌精华胶囊，蓝色的胶囊里面可藏有很多珍贵的成分喔！含有多种植物精萃，人参、积雪草、永久花和葡萄多酚，都是高效修护及抗老的成分。单颗式胶囊的包装可以确保有效成分好好地保存，一次使用一颗非常方便，使用后的肌肤会有丝缎般的触感。如果是熬夜后，隔天不好上妆也可以擦上一颗。它的急救效果之好，难怪会有"辛德瑞拉胶囊"的美誉。

B. Darphin 朵法芳香洁净调理膏（万用膏）：被爱用者昵称为"万用膏"，功能还真的很万用，不管是因为熬夜晚睡，隔天脸上容易冒出类似过敏的小疹子，或者是蚊虫咬伤、过敏痒痒都可以擦，舒缓的香气非常让人放松之外，颇具滋润度的质地，熬夜后用来按摩全脸，隔天醒来脸部还是会发光喔！

C. Skincode 夜间睡眠修护霜（熬夜霜）：针对夜晚肌肤自然再生所设计的一款修护晚霜，丝滑好推开的质地，擦在脸上很舒服且吸收度颇快，含有该品牌的明星成分 CM- 葡聚糖和生物活性肽，加速 DNA 的修护能力，让肌肤可以维持水嫩紧致。

B

A

C

BONUS.2 夜间按摩小手技

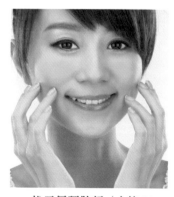
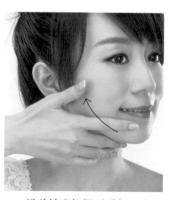
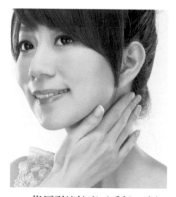

1 松开僵硬脸颊（大约 10～20 秒）

双手并拢食指、中指与无名指，以中指为主施力，从下颌往脸颊轻拍按摩，像弹钢琴般地放松脸部肌肤。

2 沿着轮廓拉提（重复 3 次）

以食指以及中指侧面夹住下颌骨，从下巴往两边耳朵方向提拉，重复 3 次。

3 指压引流按摩（重复 3 次）

并拢 3 指，从耳后往锁骨，稍微施压并以"轻擦"方式按摩，最后按压锁骨穴道。按压锁骨力道可以稍微加强，会感觉稍微有点酸酸的。

日间基础保养品

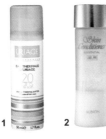

1 **2**

化妆水

1. 依泉舒缓保湿喷雾

含有矿物质和微量元素，可以舒缓修护肌肤，属于等张矿泉喷雾。低张性泉水喷上后，必须再使用乳液的油性物质将水封在皮肤里；等张性泉水则不需要。

2. Albion 健康水（湿敷用）

经典化妆水，含有北之薏仁的萃取，夏天湿敷很舒服，帮肌肤降火气！

精华液

3. 黛珂保湿精华液

多重层微脂微囊体能渗透到角质层，改善因干燥而引起的肌肤粗荒，这款爱爱已经使用超过 10 瓶以上的经典保湿商品，身边如果没有库存，会让我感到恐慌呀（笑）。

4. Philavie 天堂奇迹露

里面有珍贵的美肌多芬兰菁萃，可以提高肌肤的抗氧化能力，抑制第三型胶原蛋白流失，可以提升肌肤的自身能力喔！

3 **4**
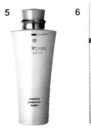

日间乳液

5. 肌肤之钥日间防护乳（滋润型）

用过 N 瓶的日间乳液，滋润度好且又不油腻，可以让之后的彩妆更服帖，不干燥不脱妆喔！

6. Skincode 紧致拉提保湿乳液 SPF10

丝般轻盈的乳液，具有防晒成分，能保护肌肤抵抗紫外线伤害，延缓皮肤老化，给肌肤一个独特的完美保护与舒适的感觉。

5 **6**
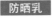

防晒乳

7. 肌肤之钥防晒乳霜 SPF50 PA＋＋＋

用顶级乳霜来防晒，听起来是不是很奢华呀（笑）？号称日用的顶级乳霜，高科技的粉体诉求把阳光中的"红光"直接转换成对肌肤有益的光线，防晒不仅只是防晒，还能进阶为抗老的武器，使用起来湿润度很好，且没有高系数防晒霜的厚闷感，舒适度破表的防晒乳霜。

8. Missha 新生臻白维护防晒隔离霜 SPF50 PA＋＋

内含熊果素、DN-Aid、White-Cure 成分，同时具有美白、防晒及保湿三大功能的高效隔离霜，能呵护肌肤减缓紫外线侵扰，并改善黑色素形成。于妆前使用可使妆感更显自然，由内透出水润白皙。

9. 珂润保湿防晒乳 SPF25 PA＋＋

隔离日常紫外线，使用后触感清透不黏腻，无色的防晒乳，不影响后续底妆的呈现。

7 **9** **8**
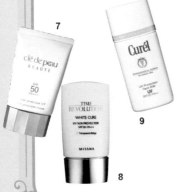

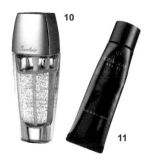

10. 娇兰 24k 金钻亮彩凝露

加入 24K 金的妆前凝露，使用起来很水感保湿，不仅能加强妆效持久度，也让肌肤触感更水润，完妆后的脸庞更散发自然的明亮光泽。

11. 肌肤之钥妆前隔离霜（湿润型）

适合较干燥的肌肤使用，使用起来质感超滑顺好推开，且有润色提亮效果，就算后续不上粉底，肌肤看起来质感也大大提升，尤其针对因干燥所引起的小细纹，添加中粒子球径粉末。是易于深入小细纹处以遮盖凹凸的粉末，能借由光扩散的效果让小细纹变得不明显，呈现细致肤质。

BB 霜

12. 1028 梦幻美姬柔矿 BB 隔离乳

总共有两个颜色可以选择，它的质感是偏向水乳液状的感觉，清透且容易流动的质地，延展度很棒且好推匀，使用上很舒服透气，完妆后呈现自然裸肌妆感，没有一般 BB 霜的厚重感！

13. HERA Mineral Multi 矿物多效 BB 霜

韩国很受欢迎的底妆品牌出品，有白皙肤和自然肤的色号可以选择，不同于一般 BB 霜偏灰白色调，感觉擦起来比较像粉底液的质感，遮瑕力中等，保湿度不错，用一整天也不会闷喔！是赶时间或懒得上粉底的首选。

14. Baviphat BB 霜 Set

Baviphat 的明星产品，这一个组合里面包含了 4 款不同诉求的 BB 霜，有保湿、防晒、亮泽等不同功效，小容量的包装很适合随身携带，喜欢尝鲜的朋友也可以考虑。

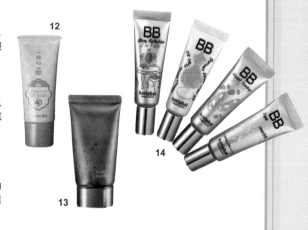

粉底

15. 兰蔻光感奇迹粉底液

含玫瑰精萃，保湿效果长达 18 小时，肌肤一整天水润不干燥，对于需要长时间上妆又怕干燥的女孩，选这款准没错喔！厉害的无粉感奇迹内含一般传统底妆十分之一的粉量，更极致薄透，创造自然无瑕的零粉感妆容，我很喜欢。

16. 肌肤之钥光缎粉底液

含有超级生化糖醛酸的成分，像精华一般质地的粉底乳可以修饰掉小细纹和肌肤的小瑕疵，呈现出兼具滋润、光泽、张力与透明感，可以维持一整天明亮不暗沉的水嫩肌肤质感喔，果然是贵妇级底妆首选。

17. SK-II 紧颜粉底

升级版的粉凝霜，白色乳霜层含有保养精华成分，粉色珍珠粒子可以和肌肤结合，创造出嫩肤的质感，让肤色更显青春活力。

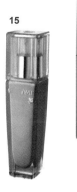
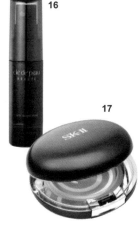

夜间保养第一步，
就从卸妆开始

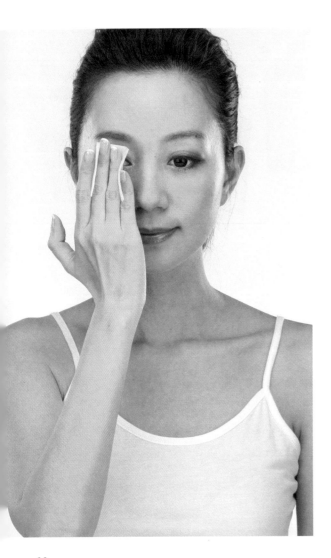

卸妆清洁为晚间保养的第一步，经过了一天的奔波劳碌，脸上的油脂残妆混合着汗水还有灰尘，已经黏腻得让人不舒服，所以回到家里面第一件事情就是马上卸妆，不仅卸掉脸上的脏污，同时也卸除了一身的疲惫。所以卸妆让我有一种"呼～终于结束忙碌的工作"的感觉。特别是眼妆不能马虎，有一句话说："你花多少时间化眼妆，就要花多少时间卸眼妆。"

不分区卸妆，小心让你皱纹爬上眼

我一直觉得卸妆一定要分区。现在的眼妆产品一个比一个厉害，有防水抗油等多项功能，如果只靠一般的卸妆乳卸眼妆，其实会卸得很辛苦。再说眼睛周围的皮肤是很薄又脆弱的，真的禁不起一而再，且反复地刺激搓揉，不然真的很容易卸出细纹和黑眼圈喔！

所以正确卸眼唇妆的步骤如下：

★ 眼周细纹不出现——**分区卸眼唇妆的正确做法**

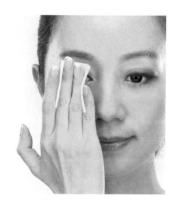 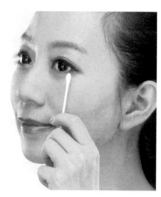 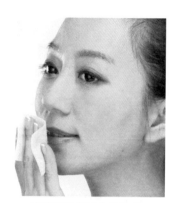

1 使用化妆棉沾取大约1元硬币大小的卸眼液，然后湿敷在眼睛上大约20秒钟左右，就可以轻松地卸掉眼影、睫毛膏等，再依照眼妆的浓淡程度，重复这个步骤，直到卸除干净为止。

2 内眼线或者是残留在睫毛上的睫毛膏，爱爱会使用棉花棒沾卸眼液，然后轻轻地去除内眼线等残妆，记得卸妆手势要轻柔，慢慢地卸妆，避免拉扯到眼周肌肤。如果眼妆还有亮片残留的话，就用棉花棒沾卸眼液仔细地把亮片清除吧！毕竟如果有亮片或彩妆残留在眼睛里面，是对眼睛健康有影响的喔！所以眼妆一定要卸干净，不然色素沉淀会让黑眼圈越来越明显，不小心还会有皱纹。

3 卸嘴唇同样用化妆棉沾上眼唇卸妆液，湿敷在唇上数秒，然后由嘴角外侧向内侧擦拭。记得不要重复使用已经脏污的化妆棉喔！

爱爱的夜间基础保养

　　把握黄金时间，当个睡美人。睡觉时是肌肤的修护时间，因此睡前保养千万不可松懈！

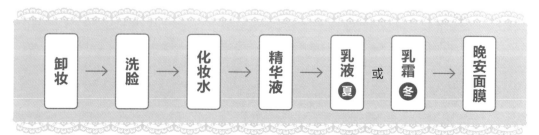

卸妆 → 洗脸 → 化妆水 → 精华液 → 乳液（夏）或 乳霜（冬）→ 晚安面膜

依照当天上妆浓度决定卸妆产品

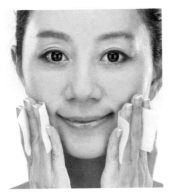

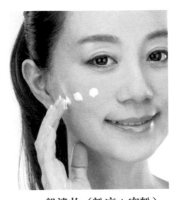

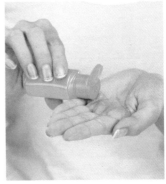

1 淡妆或不化妆时

如果当天只上了润色隔离霜时，爱爱我会使用两片化妆棉，用卸妆液沾湿之后，一次用两手擦拭全脸，直到脸上的隔离霜被卸除为止，之后再做洗脸的步骤即可。

2 一般淡妆（粉底＋蜜粉）

使用卸妆乳或卸妆霜，取一颗大樱桃体积的用量，均匀地涂抹在脸上，再配合画圈按摩的方式，让彩妆可以彻底溶出来，不过记得按摩的时间不宜过长，大约30～40秒即可。之后再用面纸或者是湿纸巾擦掉，直到擦拭脸的纸巾看不到粉痕就可以啰！（如果是敏感肌肤的话就不建议用湿纸巾来擦掉，直接用大量清水冲洗到卸妆乳彻底清除就可以。）

3 浓妆

这种妆的粉底经过多层次间距的堆叠，已经变成一个超浓的粉底面具（笑），这时要快速又有效率地卸除大浓妆，爱爱会使用卸妆油来帮忙，而使用卸妆油的重点步骤在于乳化的过程，均匀地涂上卸妆油之后，要用少量的水多次地乳化（至少乳化个2～3次），一边按摩一边乳化，再用大量清水冲洗掉，就完成卸妆的步骤啦！

LOVE'S TIPS

★ 有人觉得用卸妆油卸妆，反而很容易长痘痘。这种情况不是因为卸妆油不好，问题可能出在"乳化"的步骤不够确实，且也没彻底洗干净残妆，导致卸妆油残留而引发痘痘，大家要注意喔！

★ 现在大家保养也都会保养到脖子部位的肌肤，有时候化妆时也会顺道带到脖子，这时候大家可别忘记卸妆也要卸掉脖子部位的妆喔！

★ 如果当天使用超级无敌防水抗油的睫毛膏之王，那么这天的卸妆步骤，要先使用专门卸除顽强睫毛膏的用品来先卸除喔！记得有次出国用了超级睫毛膏之王，但却忘记带卸除液，睫毛膏真的怎么卸都卸不干净呀！害我还不小心搓下几根珍贵的睫毛。

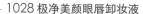

眼唇＋脸部卸妆产品

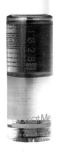

1028 极净美颜眼唇卸妆液

这是女孩们一看到就想尖叫的商品，有谁想到眼唇卸妆液也可以是"粉红色"呢？重点是不仅外表美丽，使用起来更棒呢！拥有 6 种天然植物萃取配方结合清洁力惊人的双层结构形态，油水平衡特性可温和、快速地溶解防水性彩妆，油性质地但无厚重黏腻感，不刺激且具有舒缓功能！

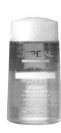

欧莱雅温和眼唇卸妆液

这款可以说是开架界眼唇卸妆液的天后级商品，每次爱爱都趁活动期间狂扫，最夸张的一次是爱爱扫光我家附近的药妆店，那天总共带回 14 瓶吧（笑），还让了 2 组给现场顾客，回到家连爱妈都傻眼呀！也因为我用量超豪迈，几乎一个月可以用掉一瓶喔！

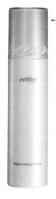

citta by Roger 沁心速净卸妆凝霜（浓妆和淡妆都适用）

特殊的霜油乳三态一体质地，刚擦上去是霜状的质地，稍微按摩之后就会变成乳状质地！含有独家专利 Lacobi® 成分，能调整肌肤机能并提供所需的保湿滋润，加上维生素 E 优异的抗氧化功能，在卸妆的同时也能兼顾保养呢！

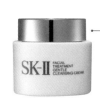

SK-II 全效活肤卸妆霜（浓妆和淡妆都适用）

含有品牌 Pitera 的经典成分，宛如顶级乳霜的质地，且有玫瑰香氛，让卸妆的同时也能有贵妇级的享受喔！温和卸除脸上脏污和彩妆，使用过后可以明显发现肌肤更柔软以及更加明亮。

Bioderma 贝德玛舒妍洁肤液（淡妆适用）

洁净效果很不错，使用后能提升肌肤的舒适度，不紧绷且又让肌肤柔嫩，成分温和，适用于脆弱的眼部肌肤。不含香料、Paraben 类防腐剂，具舒缓、安抚等功效，是欧洲当红畅销品。这款卸妆水爱爱已经用了 10 瓶以上，有的时候回家想偷闲先吃饭看电视，爱爱会先用它卸掉底妆。

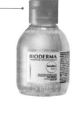

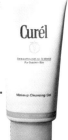

珂润润浸保湿深层卸妆凝胶（敏弱肌适用）

弱酸性、无香料、无色素、无酒精的成分，透明凝胶状的质地，推在脸上会有种"化开来"的感觉，卸妆无负担，能温和且快速地卸除脸上彩妆，是性价比很高的卸妆好物。

洗脸学问大，把脸当鸡蛋呵护吧

说到洗脸，爱爱相信没有一个人说："我不会洗脸。"但是会洗脸不代表会"正确地洗脸"。其实洗脸真的是非常重要的，把脸适当地清洗干净之后，后续的保养品才能真正发挥功效。很多女生知道"过度洗脸会造成肌肤干燥，并产生细纹"，这个观念其实没有错误，一般来说一天早晚两次清洗脸部肌肤就已经足够，但就有很多人没有认真对待把脸洗干净这件事情。过度洗脸当然不好，但是没洗干净，脸上的皮脂残留之后，过段时间变成过氧化物质，这才是造成肌肤老化的恐怖真相。

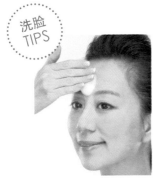

洗脸
TIPS

1 手的力道
爱爱看过男生洗脸，那个力道真的像是跟脸有仇！误以为用力搓揉才能把脸洗干净，这样不仅不会洗得干净，更可能把脸蛋的肌肤扯到松弛下垂。请务必轻柔，把你的脸当成一颗鸡蛋来呵护吧！

用的力道就以"不弄破鸡蛋"的力道为准。

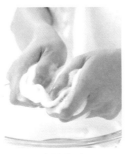

2 洗脸的泡沫
洗脸的泡沫多寡也是一门学问，泡沫太多的洗面乳，有可能是加入了太多起泡性强的表面活性剂，这样对于肌肤来说不是好事，泡沫太少则又担心摩擦力和清洁力的问题。

适量的泡沫，就以"双手间有个厚度"为准，过与不及都不是太优。

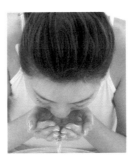

3 洗脸的时间
洗脸时间，控制在3分钟内完成为最佳，从最油腻的T字部位开始画圈按摩洗起，比较干燥的脸颊就稍微带过即可，最后再以大量的清水冲洗干净即可，记得一定要冲干净喔！

3分钟内要完成洗脸，从T字部位到较干燥的脸颊。

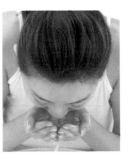

4 洗脸的水温
其实用接近人体体温的"温水"洗脸是最完美的，一来过热的水会让肌肤变得更干燥，过冰冷的水又容易让脸部产生刺激，虽然短时间会觉得用冰水洗脸有振奋精神的效果，但在毛孔紧闭的状况之下，洗脸的效果就打折扣啦！

"温水"是最好的，肌肤容易敏感的女孩，水温变化太大容易引起泛红不适。

LOVE'S 推荐：洗脸商品

不起泡洁颜品：属于滋润性很高的洗颜品，一般是用于镭射术后，或者是超级无敌干燥肌肤的人所使用，平常情况之下比较少用。

A. Kiehl's 科颜氏老虎草无刺激修护洁面乳：镇定肌肤敏感现象，平衡肌肤 pH 值，对于敏弱肌肤特别适合，是一款无香精、色素、表面活性剂的产品。爱爱通常是镭射术后那几天会使用。

洗颜慕斯：方便性很高的洗颜品，一按就有绵密细致的泡泡。

B. 珂润浸润保湿洗颜慕斯：这款商品是每次到日本药妆店必买的保养品之一，无香料、无色素且质地温和是它的特色，现在台湾已经引进，终于不用再飞日本扫货啦（笑）。

洗颜皂：必须选择洗完没有干涩感，且清洁力不过强的产品。

C. 手工洗颜皂：洗脸，就是把脸洗干净就对啦！手工皂是最简单又自然的一项洗颜好物，既环保且成分单纯、目标明确，除了可以彻底清洁肌肤之外，温和又具良好的亲肤性，避免干燥发痒的情况产生，且不会在脸上留下多余的物质，是最不会出错的类型。小阿姨自制的爱心手工香皂，这可是市面上买不到的爱爱专用手工皂喔（笑）。小阿姨会依照个人肤质以及目前皮肤问题来量身打造专属于自己的洗颜品，也由于只有亲友专属，所以成分和用料都以最好的等级去制造，洗起来很舒服，皮肤很柔嫩又干净，完全没有一般皂使用后的干涩感，爱爱我已经用了 3 年啦！

洗面乳：市面上最常见的洗脸用品的类型，清洁力有强有弱，可以依照个人肤质来挑选，爱爱会建议使用"氨基酸"类的洗面乳来使用。

D. 1028 纯氨基酸深层洁颜乳：这款敏弱肌专用的洁颜乳，含有 100% 的氨基酸净肤元素，可以温和又洗净脸上脏污，连镭射术后的皮肤都可以使用。

洁颜粉：不同剂型的洗颜用品，清洁力也因品牌诉求而有不同。

E. Fancl 芳珂魔法泡泡洁颜粉：氨基酸系洁净成分，搭配起泡球可以搓出更多细致的绵密泡泡。

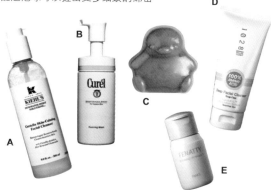

LOVE'S TIPS

有的人喜欢用所谓"滋润型"的洗面乳来洗脸，尤其是那种洗完脸后，脸上有一层滋润感的，说穿了脸上多的那一层油膜其实就是因为洗面乳添加了"油脂"的成分，这样一来很容易让残留的油分造成致痘的危机，而且那层油膜也会影响后续保养品的吸收。所以洗脸，就单纯地把脸洗干净就好吧！

夜间基础保养品

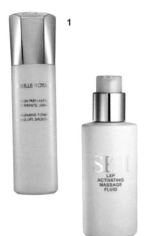

化妆水

1. 娇兰帝皇蜂姿赋妍紧肤水

高渗透的成分可以迅速导入肌肤角质层间隙，活化肌肤，而取自蜂蜜产品的成分，清爽的凝露质地使用起来很舒服，感觉是介于化妆水和精华液的中间质地。爱爱使用后还会用温热的双手，整个包覆住脸部的肌肤，加强提颜凝露的吸收。微甜的香气，让人使用后有幸福感。

2. SK-II 晶钻极致活肤蜜

高效渗透蜜精华配方（Smooth Thinning Formula），富含维生素 C，凝露般的质地就像蜜一样，但是一擦在脸上就化成水状，温和不刺激又好吸收。搭配简易 30 秒的按摩，就可以感受到肌肤的弹性喔！

精华液

3. SK-II 青春精华露（保湿精华液）

品牌经典产品，超级保湿好物，具有特殊保湿和深度滋润的功效，4 倍浓缩的 Pitera 天然活肤酵母精华、特殊紧肤糖蛋白（Hydronectine）、玻尿酸（Hyaluronic Acid）。

4. 兰蔻脉冲光美白精华（美白精华液）

这款新品除了可以除黑之外，还可以让肌肤从深层透亮有光泽，真的是深得我心呀！毕竟白皙感可以让人感觉更加年轻。这款精华液使用"独家真皮层美白复合物"来刺激纤维母细胞的新生，减少肌肤黑色素的生成，进而恢复皮肤原本的白皙透亮光彩。

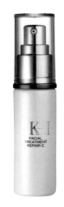

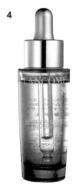

5. 兰蔻小黑瓶精华肌底液（抗老修护精华液）

这款产品的质地很细致，没什么明显的香气，完全不同于一般人想象中"抗老商品都很油腻"的感觉。水润凝露般的质地，吸收力超优异，轻轻一推就被皮肤马上"吸"进去了，不仅让皮肤看起来更有光泽度，保湿度也让爱爱很惊讶。

6. 娇兰兰钻精萃镭射光再造精华（抗老修护精华液）

以独特的微分子化系统层层保护极致浓缩抗老精华，瞄准老化细胞，高速传输兰钻精萃再造元素 I.O.M.E. 与天然寡糖复合物至关键处，更快发挥七大抗老功效。挤出来的精华液就像丝绸一样细致，吸收的速度真的是快到难以想象呢！一星期加强 1～2 次的娇兰兰钻精萃镭射光再造精华来宠爱肌肤啦！或者是需要密集保养的时候，很适合当作秘密武器来使用。

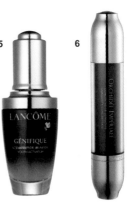

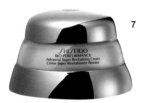

7

乳霜

7. 资生堂百优精纯乳霜

从小就看着爱妈用，现在换成自己也很喜欢使用的经典乳霜，除了保湿效果很棒之外，还添加了抗老成分 ATP，让肌肤可以拥有健康的功能，延缓老化的现象喔！每回百货公司周年庆必定要囤货的经典明星商品。

8. SK-II 肌源修护精华霜

SK-II 经典乳霜的最新升级版，前身活肤多元修护精华霜，算一算我已经用过 3 瓶了，昵称 SK-II 奇迹霜，让我超级期待新款的升级威力呀！

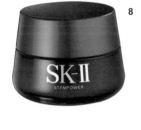

8

9. Skincode ACR 无痕冻龄霜（干肌专用）

滋润度很棒的一款乳霜，对于干肌或者是冬季使用有绝佳的滋润效果，质地绵密细致，乳油木果及多重植物萃取，滋润并柔嫩肌肤，修护效果很好且可以让肌肤看起来更丰润。

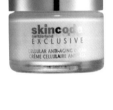

9

晚安冻膜

10. Kiehl's 科颜氏特级保湿无油凝胶

针对混合性肌肤或夏季，应选择 Kiehl's 零油脂配方的保湿品，水润却很清爽！运用独家成分及科技达到 24 小时保湿功效，同时维持肌肤油水平衡，肌肤不再外油内干。当晚安冻膜厚敷，立即补足大量水分，加速代谢循环，隔天醒来脸部保湿度好，且不油腻喔！

11. 倩碧深层水嫩保湿润肤霜

品牌的经典商品之一，桃色乳凝胶质地，一接触肌肤，立即有凉爽、镇静与清新感。用来厚敷当面膜，或者直接在睡觉前当晚安冻膜使用，清爽又保湿无油的触感，夏天晚上待在冷气房里面一定要擦上才能安心睡觉。

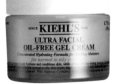

10

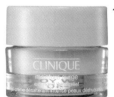

11

LOVE'S TIPS

擦晚安冻膜前，请不要擦酸类成分的产品喔！晚安冻膜在皮肤上停留的时间较长，如果没有先做好清洁，脸上的脏污可能堵塞毛孔。另外，洗脸时也要用水将洗面乳洗净，以免残留的表面活性剂等洗剂成分刺激皮肤。

爱爱同场加映

BONUS
去角质、泡澡

 BONUS.1 一周大扫除，角质去掉肌肤才透亮

有很多朋友问我说，为何擦了很多很厉害的保养品，脸上还是暗暗的没有光泽呢？如果你也有这种问题，那你是不是没有定期帮肌肤抛光、去角质呢？没有代谢掉的老废角质，一直堆积在皮肤上面，一来看上去脸色会暗沉，二来保养品的吸收能力也会下降，但是去角质原则上是要看个人肌肤状况，中性肤质约一星期一次就已经足够啰！

油性肤质一星期 1～2 次，干性肤质则约两星期一次即可，而像我自己是混合肌肤，则会针对比较容易出油的 T 字部位肌肤做去角质护理，这样也可以让上妆后的底妆更加持久且不卡粉喔！

BONUS.2 精油更好睡，保养肌肤的好帮手

压力会引发肌肤的粗糙和干燥问题，还会引起荷尔蒙失调，影响的不仅是肌肤状况，甚至整个人都会受到压力的干扰，而要放松心情舒缓压力的话，精油的芳香疗法是很不错的选择。在我们人的"五感"中，只有嗅觉能对我们脑内掌管情感的部分产生影响，所以当我们闻到自己喜欢的精油味道，心情自然就会比较放松，这就是芳香疗法的原理。所以不妨敞开心胸，去闻闻能够让你心情愉悦又放松的香味吧！一起当个开心的香喷喷女孩，也带给大家欢乐啦！

LOVE'S TIPS

★ 去角质可以分为物理性（颗粒磨砂膏）和化学性（酸类）去角质，可以依照个人肤质和习惯来选择使用，但切记过度地去角质可是会伤害肌肤的，不可以不慎喔！

★ 如果是肌肤过敏时期，或者是身体太劳累的时候不建议泡澡，以免引发不适的症状。

BONUS.3 泡澡泡出美丽人生

泡澡的好处多多，可以促进身体血液循环，提升代谢能力，还有舒缓身体的疲劳和美肤的效果，这些大家都知道！之前去了一趟日本，有机会采访到日本人气模特儿，大家对于美容保养的共同之处都是每天要泡"半身浴"喔！正确的泡澡方式，水温大约40度左右，一般泡个 10～15 分钟就可以啰！视个人情况做调整，千万不要勉强，泡澡时怕无聊还可以敷个脸＋看杂志补充爱美的精神食粮啦。泡完澡后记得要补充水分，且为身体擦上乳液做保湿喔！

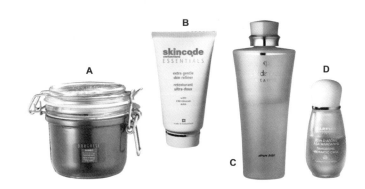

LOVE'S 推荐

去角质产品

A. 贝佳斯泥浆面膜：深层清洁且可以去除老废角质，也让脸色明显变得透亮啰！推荐给油性肌肤使用，尤其是这款面膜也超适合男生来使用。

B. **Skincode 柔净去角质焕肤膜**：清洁完肌肤之后厚敷使用（记得厚度要盖过原本的肌肤，用量不足效果会大打折扣），大约 5～10 分钟就可以用清水冲洗，含乳酸及维生素 A&E，能轻柔地带走脸上老废角质与不洁脏污，避免色素暗沉，令肌肤瞬间回复自然明亮，显现自然肤色。

C. 肌肤之钥角质液：适合干肌使用，温和不刺激的一款去角质商品，可以清除老化角质之外，还可以抚平肌肤不平整的表面，让后续保养品更好吸收，且使用后皮肤感到很水嫩又明亮，我的爱用款之一。

精油产品

D. **Darphin 朵法甜橘芳香精露**：来自法国顶级精油品牌，总共 8 款的芳香精露，不同的味道对应到不同人的身上，说出你目前的情绪或者是个性特质，真的是神准到好像算命喔！晚上清洁之后，擦上精华液就来加强精油保养，建议先在手心上搓热，嗅吸精油散发出的香气之后，再擦在脸上。擦上的方式可以配合简单的淋巴按摩手法，效果会更好喔！而我觉得光是闻到甜橘的香气，就会让人忍不住有愉悦感，心情真的会放松许多呢！

4 大部位显老态，
少女也会变大婶

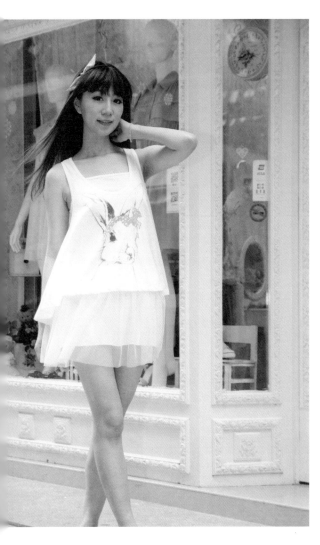

到现在还是常常有人一知道我的实际年龄，总会发出"惊叹＋惊讶声"。爱爱也曾经上过颇受欢迎的综艺节目，猜猜我几岁的单元，被现场评审估计只有27岁左右的我，心中窃喜加暗爽真的完全藏不住的。

其实我一直觉得身份证上的年龄只是参考用的，而实际上你看起来的年龄才是最重要的。现在我常被误认为未满30岁，大家认为我占尽便宜，但其实我自己觉得很公平呢！一来这样刚好可以弥补我小时候"老起来等"的悲惨岁月（真的不骗你，小六已经长到163厘米的我，不仅看电影或搭公交车都要被误认为需要买成人票，甚至有人以为我是大学生啊）。

二来一直都很认真保养及吸收新知的我，秉持着神农尝百草的精神，亲自体验过各种保养方式，存零用钱和打工买好的保养品，甚至坊间的流行偏方爱爱我都体验过，真不愧是人体实验的狂热分子。当然也曾经年轻求好心切，做了超顶级的护肤疗程而导致脸部大过敏，整整花了半年才调养恢复健康的皮肤，从此之后，更立志要努力研究所有的变美之道，也希望能把本身的经验分享给大家，这样大家就不用再走冤枉路啦！

而最容易被"看穿"年龄的地方，脸部来说以我们的灵魂之窗"眼睛"最容易泄漏岁月的痕迹，不管是因为皱纹还是疲累无神的眼神，都会不经意透露你的年龄和状况喔！眼霜真的很重要，所以一定要擦，白天选含有防晒系数的眼霜，晚上用加强修护滋润效果的眼霜，这是我多年来的秘诀。眼周没有明显的小细纹就显得年轻有朝气，所以这也就是我愿意砸钱买眼霜的原因啦！

而接下来往下看脖子上的明显纹路，或者是号称"妈妈背"的后颈肉部分，干燥又充满沧桑感的双手，粗粗的后脚跟也是很多人都会忽略的保养部分。保养不能只注重脸部，其他的身体部位也要细心呵护喔！呼～说到这里，大家是不是真的可以感同身受呢？这些细节部分不细心保养，真的会让你瞬间"小姐变大婶"呢！

不过，这个章节里面也有一个单元是"想要立竿见影年轻5岁"的秘诀，有需要就赶快继续看下去啦！

Check！绝不可轻忽的4大显老部位

☑ **脸部**
1. 眼睛（黑眼圈、皱纹、泪沟）
2. 斑点（晒斑、肝斑、雀斑、色素沉淀）
3. 嘴唇（干纹、暗沉、脱皮）
4. 法令纹（八字纹、嘴边肉下垂）

☑ **四肢**
鸡爪手、龟裂脚后跟、粗黑手肘

☑ **颈背**
火鸡脖纹、妈妈后颈肉、背部痘痘

☑ **头发**
粗干发质、过时发型、布丁头、松弛头皮

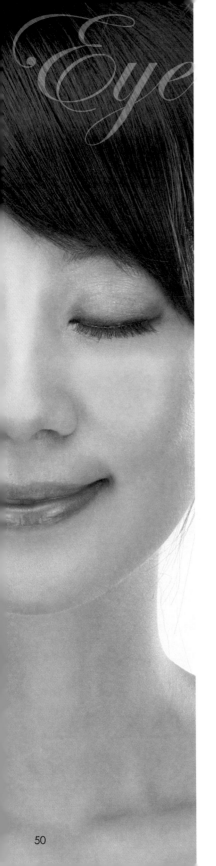

打击眼周老化大魔王：
黑眼圈、细纹和凹凹眼

老化的致命点 ➊ 脸部（眼睛）

　　眼周的肌肤是全脸最薄最细致的地方，而且又要承受每天上万次的眨眼动作，如果再加上妆卸的方式不恰当，眼周肌肤会承担更多的压力，工作负荷量之大，难怪身为脸部老化之首。眼部的肌肤问题，莫过于细纹、黑眼圈和因为老化而呈现凹陷的问题，而最严重的就是产生永久性的皱纹，这时就已经无法只依靠保养品来做改善了。

眼睛细纹勤保养，还来得及拯救！

　　干燥是造成眼部细纹的主要原因之一，另外如果长期化妆手法太过粗糙，也会加剧细纹的产生，所以保湿是眼部保养最基础也是最重要的一环，细纹一旦出现后，要它消失其实难度很高。曾经有一阵子工作上非常密集地整天上浓妆，加上回家已经很累了，保养也就没那么勤快，忽然间某天发现眼睛下方长出第一道细纹，真的是有种晴天霹雳的感觉！后来回家超认真地每天敷眼膜，终于一星期后让那道细纹逐渐散退！

★　眼部按摩手技介绍—— **加强眼周循环**

　　晚上清洁完皮肤之后，会依照眼周肌肤的状况选择不同的眼部精华液或者眼部专用的时空胶囊，眼部的精华液通常延展度都很不错，这时候可以搭配简易的按摩手法来加强眼周的循环。

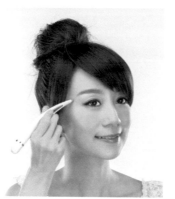

按摩手法

1 中指从眉头往眉尾按压眉毛，眼头下方按压眼眶到太阳穴，每处大约按摩 3 下，可以缓和放松眼部的疲劳感。

2 如果有时间的话，也可以搭配眼部的导入仪器使用，加强保养品的吸收，一周使用 2 ~ 3 次即可。

3 可敷眼膜，眼周皮肤瞬间充满水润感。

勤敷眼膜，瞬间充满润泽感

敷眼膜是爱爱很热衷的一项保养，眼膜的种类有很多种，凝胶式的产品可以在洗澡的时候厚厚敷上，等洗完澡之后再用温水冲洗即可，超方便且不花多余的时间，推荐给时间老是不够用的美人儿；片状式的眼膜则可以在擦上眼部精华液之后做加强护理，敷上 15 分钟之后，就能瞬间让皮肤充满水润的保湿感，之后再擦上眼霜锁住保养成分，就可以完成晚上的眼部保养步骤啦！

白天选择质地清爽、有防晒效果的眼霜

白天眼部保养必须选用质地比较清爽的产品，而且一定要有 SPF 防晒系数喔！紫外线会破坏肌肤的胶原蛋白，所以防晒功夫马虎不得，如果忘记做好防晒，一切保养都会破功哩！而白天出门在外，爱爱建议大家一定要戴抗 UV 的墨镜来保护眼睛，这样可以避免眼睛周围细纹及斑点的产生。此外，紫外线可是造成白内障的主要原因之一喔！

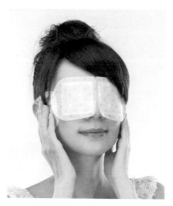

眼周导入仪器使用手法

导入仪器使用手法：下眼睑由眼头往眼尾轻轻滑动，记得保养品的用量要足够，避免因为保养品不足而造成拉扯肌肤，不要施力过度且操之过急喔！

LOVE'S TIPS

★ 敷完眼周的眼膜如果湿润度还很足，不妨再拿来敷上眼皮，或者是容易干燥的法令纹，彻底地使用这片贵森森的眼膜吧！这样也算是物尽其用了。

★ 使用导入仪器请注意每款仪器的正确使用方法，以免保养不成变成反效果，而搭配使用的眼部精华液，最好是不含刺激性物质的产品，以免造成不适！

眼睛动态纹路若出现，就回不去啦

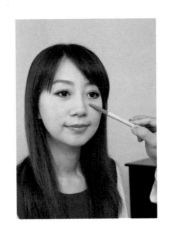

产生动态皱纹（鱼尾纹）的成因已经不是肌肤干燥的问题，而是真皮层的胶原蛋白失去弹力，胶原蛋白纤维就像一张密网一样，密布在真皮层里面，就如同橡皮筋，只要弹性足够，拉扯之后还是能够快速回复到原有的状态，但是一旦弹性疲乏之后，那就再也回不去啦！所以任何保养的观念都是"预防胜于治疗"，可以早点预见的问题，就要及早防范，不要等木已成舟再来烦恼就有点来不及啦！

医美医师对动态皱纹的良心治疗建议

对于动态纹路的产生，光靠一般保养品保养已经有点不够力，医师建议可以运用肉毒杆菌来帮我们保持青春。肉毒杆菌在临床的运用范围非常广，除了用于瘦脸和除皱之外，依施打的部位和剂量的调整，还可以有 V 脸的紧实效果呢！肉毒杆菌素的注射即是利用其可阻断神经与肌肉间之神经冲动的特性，使过度收缩的肌肉放松，进而达到除皱的效果。

不过施打肉毒杆菌之前，也有以下须注意的小知识哟！

1. 肉毒杆菌注射的过程很快速，但是在施打之前要先跟医师讨论和评估使用的剂量以及施打的部位，虽然看似简单的"打针"动作，但其实医师的经验值非常重要，这关系到打完之后的效果是否自然。

2. 施打的点（位置）深浅度和剂量，都会影响到术后的效果，术前的评估和详细的讨论是不能少的喔！

3. 肉毒杆菌可以维持的时间通常是 4 ~ 6 个月，跟施打的剂量和体质代谢都有关系。

4. 肉毒杆菌除了可以适当地使用在动态纹路上，也能用来"预防"静态
   纹路的产生。

何时可以使用肉毒杆菌

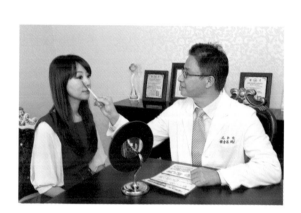

● **动态皱纹除皱**：
  做表情时才出现的脸部纹路。

● **雕塑**：
  可以放松过度用力的肌肉，例如"咀
  嚼肌"（瘦小脸）、小腿肌（瘦萝卜
  腿）。

● **提拉 V 脸**：
  脸部松弛时。

术前 & 术后注意事项：

1. 术前若有使用阿斯匹林类药物，容易造成术后部位瘀青。

2. 术后 4 小时请保持上半身直立，勿将头部长时间前倾或运动。

3. 术后一周内避免按摩注射部位，且避免洗温泉、三温暖或靠近烤箱、
   蒸汽室。

4. 除皱大约在施打后 3 ~ 4 天效果开始明显，瘦小脸则要到 3 ~ 4 周
   效果最明显喔!

5. 孕妇及接受肌肉松弛剂治疗的患者有所禁忌，不宜接受肉毒杆菌注射。

LOVE'S TIPS

为了避免已经出现的小细纹继续加深，除了努力预防胶原蛋白的流失与老化之外，
也必须积极地增加肌肤的胶原蛋白含量，保养的重点应该以"抗氧化""防晒"为主，
并且使用可以促进胶原蛋白增生的产品（例如：维生素 C 诱导体、维生素 A Retinol
成分）来做保养喔!

对症解决熊猫眼，眼睛才会亮起来

黑眼圈的困扰几乎已经变成每个人都有的问题，现代人的生活常常需要大量使用电脑或者智能型手机，每个人几乎每天都要上网好几个小时。（爱爱我也是，每天一早醒来第一件事情就是滑手机收信，睡觉前再看看博客上有没有留言，真的可以说是标准用眼过度的族群。）

3 大类黑眼圈类型与保养建议

A 青眼圈型 —— 静脉血流不佳，皮肤比较薄容易透出静脉血管者

爱爱本身就是这种"青眼圈"人，除了皮肤比较薄之外，加上疲倦的时候眼睛附近的血液流速会变慢，透过薄薄一层眼皮透出来的感觉，就像是一层瘀青一样，而有手脚冰冷问题（体质比较寒的人）、血循环不好的人，也容易有这种状况。

B 黑眼圈型（眼袋型）—— 浮肿及松弛造成

下眼圈的皮肤因为松弛而无法支撑皮肤内的脂肪时，造成眼下凸起，再加上浮肿的话，看上去容易形成眼袋型的黑眼圈，一般来说这种类型的黑眼圈是年纪愈大愈容易产生。

C 褐色眼圈 —— 斑点及暗沉所引起

眼睛下方容易产生斑点暗沉的状况，常揉眼睛或者卸妆不彻底的色素沉淀，都会造成角质层肥厚，而容易变成黑黑暗暗的茶褐色眼圈。另外鼻子容易过敏的人也容易产生咖啡色眼圈。

LOVE'S TIPS

简易辨别黑眼圈的方法：

请先拿出镜子，眼袋型黑眼圈的人只要把头往上仰照镜子，眼圈立刻变得比较不明显；青眼圈的人大部分都跟遗传有关系，利用遮瑕膏就能解决这个困扰；而褐色眼圈的人，把头往上仰也不会变淡，睡眠不足也不会加深黑眼圈。以上是简易的小分辨，不过有时候也可能同时具有两种不同的黑眼圈，甚至三者皆有。

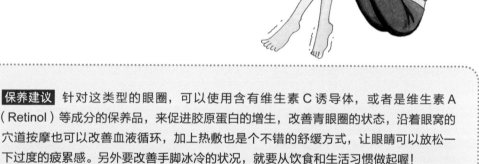

保养建议 针对这类型的眼圈，可以使用含有维生素 C 诱导体，或者是维生素 A（Retinol）等成分的保养品，来促进胶原蛋白的增生，改善青眼圈的状态，沿着眼窝的穴道按摩也可以改善血液循环，加上热敷也是个不错的舒缓方式，让眼睛可以放松一下过度的疲累感。另外要改善手脚冰冷的状况，就要从饮食和生活习惯做起喔！

保养建议 眼袋型黑眼圈就应该从"改善松弛"下手，和青眼圈一样的保养重点是增加肌肤的胶原蛋白，容易水肿的人也可以搭配消肿的保养成分来使用，要注意饮食，节制冰冷食物和盐分的摄取，可以有改善眼袋型黑眼圈的空间，但是对于眼袋太明显的人来说，要完全消除也只能靠外科手术来解决啦！依靠保养品可以改善的空间还真的比较有限喔！

保养建议 可以依照对付斑点的方式来解决褐色眼圈的困扰，使用眼部专用的美白产品，果酸换肤也很有帮助，建议可以咨询专业的医师来看是否适合做果酸换肤喔！（记得一定要请教过医师，毕竟眼周肌肤是很脆弱的，可千万别在家里自己乱用，以免得不偿失。）

★ 不藏私的美眼按摩手技介绍——**电脑狂人眼部舒缓按摩操**

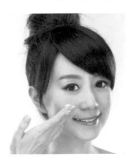

1 取出适量的眼霜，运用中指和无名指均匀地涂抹在眼周肌肤。

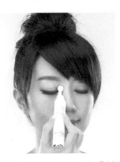

2 轻轻按压眼头"精明穴"3～5秒，可以消除疲劳感。

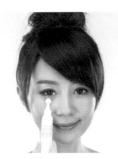

3 轻轻按压下眼眶"承泣穴"3～5秒，可以改善眼睛浮肿的泡泡眼。

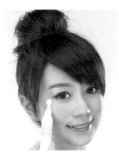

4 轻轻按压眼尾"瞳子髎穴"与"太阳穴"，可以促进循环且放松疲劳的眼周肌肤。

★ 熬夜族的救星——**黑眼圈舒缓按摩操**

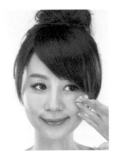

1 取出适量的眼霜，运用中指和无名指均匀地涂抹在眼周肌肤。

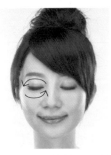

2 以360度从下眼周眼尾→眼头，再由上眼周眼头→眼尾的方向画圈按摩，促进眼周血液循环。

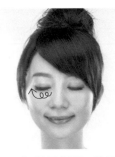

3 加强下眼周，以画螺旋方向由下眼头按摩至太阳穴。

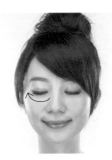

4 下眼周以提拉方式按摩，由眼头→眼尾方向提拉到太阳穴，使眼周肌肤更加紧致且上扬。

LOVE'S TIPS

眼周按摩的力道以轻柔为主，千万不要大力拉扯到肌肤，以免造成反效果，而在按摩的时候可以使用稍微多量的眼霜，使按摩更加滑顺好操作，等简易按摩之后，眼霜就可以完全吸收啰！

LOVE'S 推荐

眼霜 + 美眼舒缓小物

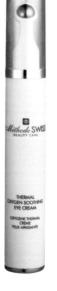

Methode Swiss 温泉舒缓眼霜

来自瑞士的品牌，产品成分里面有瑞士天然温泉水，对于敏弱型和干燥型的肌肤会有很好的镇静及舒缓效果！

它的独特之处，真的是市面上第一款 360 度滚珠按摩设计＋自控式压头眼霜喔！冰冰凉凉真的好舒服喔！就算眼霜用完，这支滚珠笔也不要丢喔，可以放在包包里面当随身的眼周按摩器。

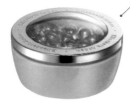

伊丽莎白·雅顿
CLX 黄金导航眼部胶囊

黄金导航胶囊的分量很足，眼部胶囊爱爱我几乎可以擦整脸，质地就像是精油的感觉，一擦上皮肤经过稍微按摩之后，皮肤立刻吸收进去啦！没有油腻感，只有满满的润泽感喔！

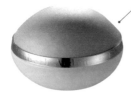

伊丽莎白·雅顿
时空苏活眼霜 SPF15（白天）

含有防晒系数白天专用的眼霜，质地细致好推开又不黏腻，可以阻挡紫外线的伤害之外，又可以润泽眼周皮肤，已经数不清用掉几罐的好物。

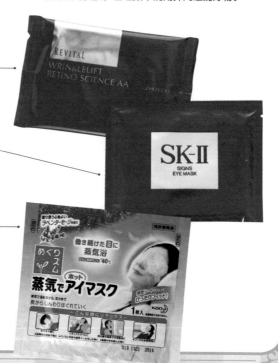

资生堂悦薇质纯防皱眼膜

我用过除细纹效果最厉害的眼膜，只要眼睛出现恼人的干燥小细纹，连续敷个几天就能解决这眼部干燥的问题。

SK-II 全效活肤眼膜

如果是熬夜出现黑眼圈，就用这款眼膜来SOS 急救一下，敷完之后马上可以感觉到双眼变得有活力。

花王蒸汽热敷眼罩

爱爱会在睡前使用，先擦上厚厚的眼霜做保养之后，再敷上这款蒸汽眼膜，就可以一边敷，一边放松睡觉啦！而它的材质和触感都很柔软舒适，挂耳式的设计。一打开包装就会慢慢开始变热，包装上说可以达到 40 度左右，使用起来很舒服不会烫眼。

斑点爬满脸
美白精华液也救不了你

老化的致命点 1 脸部（斑点）

"一白遮三丑"这句话想必大家都听过，但持续的美白只是要让肌肤拥有光透无瑕的好肤质，并不是一定要"变很白"啦！因为天生基因的关系，再怎么美白我们也不会变成白人呀。而要知道可以有多白皙，大家可以看看自己的手臂内侧（或者大腿内侧）肌肤的颜色，就可以知道自己的美白极限喔！

美白不会变成白人，还要美白吗？

其实持续性的美白，就是不让黑色素有机会沉淀下来而变成斑点，一旦有明显的斑点出现之后，这时再狂擦任何美白精华液，都不一定可以救得了你的皮肤啦！

美白保养品的功能，就是要抑制肌肤中黑色素的生成，还是预防胜于治疗。也许有人会说"晒黑了，大不了擦美白保养品白回来就好"，殊不知，皮肤如果经过大量曝晒产生斑点，皮肤的构造也会跟着改变，这时就很难光靠美白精华液回天啦！所以这个章节要告诉大家几个重要的美白观念，首先要知道防晒为美白之首，预防斑点的产生就应该以"防晒＋美白保养"为基础，还是一句老话，任何事都是"预防胜于治疗"，这句口号真的是千古不变的道理。

那么如果已经长出斑斑点点该怎么办呢？没救了吗？科学发达的今天，如果光靠擦保养品已经没办法完全消除斑点，那就试试看医美疗程的酸类护肤和镭射治疗吧！会让你得到满意的效果喔！不过做医美疗程的术后保养非常重要，毕竟这是"先破坏，再建设"的方式，如果没有办法好好做到100分的术后保养，产生反黑的后果就不好了，接下来就跟大家分享如何避免斑斑点点爬上脸的保养秘诀！

不可不知，5 种恼人斑点的介绍

依据斑点种类的不同，会有不一样的保养建议，所以美白除斑前必须先具备基本的知识之后，再来选择适合自己的保养方式。

斑点种类	斑点介绍	保养建议
老人性色素斑	天哪！这个斑点的名称听起来很可怕，老人斑耶！这是所有斑点里面最常见的，主要是因为"紫外线"所造成的，所以常出现在颧骨比较高的位置（也就是比较容易长期被紫外线照到的地方），初期是淡淡的浅褐色，随着肌肤的构造慢慢改变，斑点的颜色会逐渐加深，且有比较明显的轮廓，经过多年以后也有可能成为像"疣"一样的颗粒状凸起喔！	美白精华液对于初期刚形成的斑点有效，一旦颜色变深且出现明显轮廓则以镭射治疗的效果较好。
雀斑	属于遗传性的斑点，呈现极小的咖啡色斑点，不规则分布于鼻子、脸颊四周，仔细近看的话，每颗雀斑呈现三角形或四角形。	美白保养品可以使雀斑变得比较不明显，但无法彻底去除，镭射可治疗雀斑但有复发的可能性。
肝斑	因为女性荷尔蒙失调所引起的斑点，怀孕、更年期或者口服避孕药时容易形成此类型的斑点，通常对称长在左右两侧脸颊上，呈现不规则的形状，有咖啡色或灰色等。	可以到皮肤科诊所请医师开口服药，或者可以尝试果酸换肤。
发炎性色素沉淀	皮肤因为伤口或者发炎伤疤所导致的斑点，常见于青春痘肌肤或者被蚊虫咬伤、割伤烫伤的伤疤上，算是一种发炎性的色素斑，会随着时间渐渐淡化。	持续地使用美白精华液可以有效除斑，根据爱爱我的经验（常常被我的爱猫呼巴掌后，不小心留下的抓伤伤口），美白精华液有很棒的除痕功效，痘疤或伤疤在伤口愈合之后，就可以持续使用美白精华液，大约 3～6 个月沉淀的色素斑就可以完全消失。酸类护肤有立竿见影的效果。
脂漏性角化症	由老人性色素斑所演变而成的凸起，细看可以发现表面有疙瘩状的凸起物，出现在手背上面的咖啡色色素斑多是这种类型。	这类斑点直接接受镭射治疗效果比较佳。

医美镭射和酸类护肤是治疗斑点的捷径

每个人的肤质和肤况都会随着时间、气候和环境的不同而有着不同的需求，依照皮肤当时的需求给予适当成分的保养品才能解决肌肤问题，可以的话最好为皮肤量身打造一款专属于自己需求的保养品，这愿望希望在不久的将来是可行的。

镭射入门款净肤镭射

净肤镭射就是新一代的治疗方式。"白瓷娃娃"净肤镭射的原理是不需借由碳粉，而是以较高能量的 Nd：Yag 镭射，临床上所常使用的专业除斑除刺青镭射，它使用单一波长 1064mm 深入真皮层，打击一般光疗无法处理的较深黑色素，利用镭射锁定黑色素的波长（须依麦拉宁色素存在于皮肤深度由医师机动调整），以高能量将色素斑块击碎，同时经由镭射光所带来的热能，加温真皮层的组织，同步刺激胶原蛋白更新增生，除了亮白肤色，还同时让皮肤得到渐进式的紧缩。

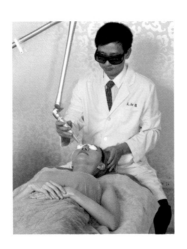
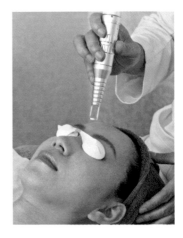

酸类治疗

酸类治疗是我尝试过的护肤保养里面，效果好且立刻有感的保养，可以渐进式地改善皮肤恼人的问题（例如肤色不均匀、痘痘肌和毛孔粗大）。而在治疗前，好好跟你的美容师讨论自己的肤况适合哪种酸类，以及想达到的诉求，做完马上就可以有水煮蛋肌感喔！而回家还是要乖乖注意做好保湿及防晒，会让肌肤水润透明的质感更加持久。

要改善肌肤问题，要大约 4 ~ 5 次才会有比较理想的效果，建议大家要耐心等待喔！

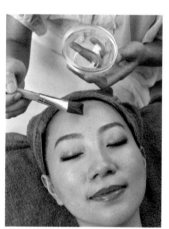

1. **酸奶乳糖酸**：这对于紧实肌肤和让肌肤增加保水度有帮助，酸奶乳糖酸是一种温和又瞬效的换肤产品，主要由酸奶萃取出来，增进玻尿酸生成的效果与甘醇酸相比多出 70% ~ 95%，再加上具有良好抑制发炎、抗氧化以及保湿的效果，能有效减缓皱纹，减轻阳光造成的伤害，加强皮肤结构等。

医师对于医美保养的小建议

果酸是很好的护肤品，只要运用得宜可以调理角质层，让肌肤达到细致光滑的保养目的，而麹酸这个成分在美白界中可以算是很有效果的，想要拥有白净美肌的女孩，不妨从含有这种成分的美白保养品下手啦！

此外，脉冲光回春疗法（IPL）是近几年被广泛运用在医学美容上的最新光疗镭射技术，此种镭射是介于自然光与镭射光之间的一种综合光波，也可说是温和的综合型镭射。它混合了多种镭射的光束，是一种多波长、高能量的脉冲式闪光，具有完整的光谱，波长 560 ~ 1200nm 脉冲强光，利用非侵入性的治疗深入肌肤活化细胞，由内而外渐进式地改善肤质，促进胶原蛋白增生，可以针对色素斑、血管扩张、毛孔粗大、细纹、松弛等多种皮肤问题，进行全面改善。

2. 杏仁酸：不仅针对油性肤质与青春痘问题肤质能达到抗菌、改善毛孔阻塞等良好效果，对于日光性老化，尤其是黑色素沉着亦有明显疗效。由于杏仁酸具有良好的杀菌能力，对肌肤又温和不刺激，还可以防止发炎及细菌感染，故术后较不会有红肿现象。可以有效解决青春痘的困扰，尤其是发炎性脓疱、丘疹等症状，通常在使用杏仁酸后都会有明显改善。

3. 果酸换肤：由于 AHA 酸性物质主要存在于多种天然水果中，所以名为果酸（ fruit acid ）。果酸能帮助皮肤去除堆积在外层的老废角质，加速皮肤代谢更新；并能促使增生真皮层内弹性纤维、胶原蛋白等，帮助肌肤淡化细纹、黑斑，改善青春痘肌、皮肤粗糙等问题肌肤。由于果酸护肤的多重功能及广泛应用，被喻为最神奇的护肤美容圣品。

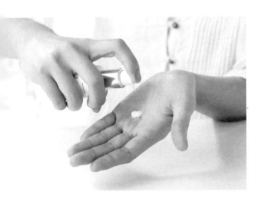

术前术后的保养禁忌

1. 做酸类保养前要先避免使用去角质产品（磨砂膏），而如果施打镭射，要在 7 ~ 10 天之后才能尝试酸类保养喔！另外染发、烫发和晒伤后都不宜马上做酸类保养。

2. 治疗后一周应停止使用 A 酸产品，避免烫发及染发、刮脸和脱毛、使用磨砂膏或海绵、脸部晒伤、护肤美容之行为。

3. 换肤后 3 天内，请勿游泳、爬山、洗三温暖或泡温泉。因为潮红的皮肤很容易造成皮肤的泛黑。疗程后 3 天内，请勿使用含酒精或酸类的易刺激保养品。

4. 避免日晒，若需外出，请使用系数 SPF30 以上的防晒用品，防止紫外线伤害而产生色素沉淀。若有结痂，经数日会自然脱落，勿搔抓或剥除。

100 分的术后保养 + 绝不可做的 NG 动作

现在做医美镭射疗程或者是酸类护肤已经非常普遍了，大家对于这类保养的接受度很高，而做完镭射或者酸类护肤之后，最重要的就是在家的后续保养步骤了。

常听到有人做完镭射之后肌肤状况不少，甚至更严重的还有"反黑"的问题。爱爱咨询过医生，除了少数是天生对光敏感的特殊体质之外，其实一般的镭射护肤会造成问题，通常是术后的保养做得不好，不管是诊所本身或者是顾客自己，对于居家保养一定要更加慎重才行。如果你以为只要打完镭射，皮肤就会变好了而不需要再保养，那爱爱真的要建议你，不如不要打以防会出问题。

通常镭射术后或者是酸类治疗 7 天内，都是肌肤修护的黄金时期，这时必须比平常更呵护宝贝肌肤，这时保养的重点就落在"修护保湿及加强防晒"，而术后的一个星期内千万不要使用"美白"类的保养品。经过一星期的恢复之后，你会发现一切的辛苦是值得的，不管是肌肤的亮度和紧致度、光泽度，通通会向上提升许多呢！之后的保养加强保湿和防晒就已经足够，肌肤对于保养品的吸收程度大大提升，会忍不住想一直照镜子呢。

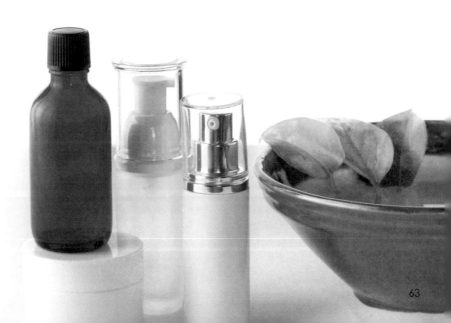

LOVE'S 推荐：镭射术后的修护保湿产品

A. **保湿面膜**：术后一周内应使用保湿类保养品，如：玻尿酸、胶原蛋白、EGF 类无刺激性保养品，可敷面膜或保湿导入。

B. **清洁**：建议选择不起泡的洗颜品，避免清洁力过强且刺激的商品，像我爱用 Kiehl's 科颜氏无刺激洁面乳，可以温和洗净皮肤，镇定肌肤敏感现象，平衡肌肤 pH 值，对于敏弱肌肤特别适合，是一款无香精、色素、表面活性剂的洗颜产品。

C. **修护**：杏辉角质层修护液：里面含 Ceramide 神经酰胺的成分，而神经酰胺是存在于人体皮肤角质层的细胞间脂质，是角质层脂质中最重要且比例最高的成分，约占细胞间脂质的 40% ~ 55%，对皮肤有很好的修护与保水作用，而油状的剂型擦在皮肤上吸收还颇快呢！

D. **保湿**：做完医美疗程之后，保湿类商品爱爱我会喜欢使用药妆或者是医美专用的术后保养品，成分比较单纯且避免过多的刺激来源。Physiogel 洁美净层脂修护霜可以长效保湿，是敏感肌肤适用的保湿调理霜。

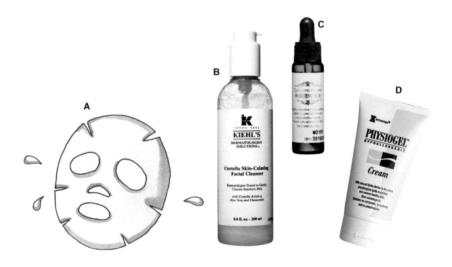

防晒为美白抗老的保养之本

防晒是维持皮肤健康的重要工作之一，要预防皮肤老化以及减少皮肤癌的发生，最简单最重要的方法就是防晒。

防晒有多重要呢？一切只能说如果没有紫外线的伤害，肌肤老化的程度真的会大大减缓，记得之前看过一张照片让爱爱印象深刻，一个 69 岁的老人因为长期开卡车，左脸的曝晒比右脸多很多，导致左脸看起来真的像是充满皱纹的 70 岁老人脸，相较之下右脸的皱纹和老化少了非常多，看起来大约只有 50 岁，可见紫外线是让肌肤老化的主要原因。所以说，防晒一定要做，且越早开始越好。

三大术后防晒决胜点

镭射术后的防晒是非常重要的一项保养防护，医学美容治疗后的 7 天内是疗程成败的关键时间，如果这期间没做好防晒工作，很容易造成肌肤的黑色素增生，形成最可怕的"反黑现象"。特别在此提醒，防晒工作要勤劳，每 3 ~ 4 小时需补擦防晒品一次，并且搭配成分温和且具润色效果的隔离霜，才可真正达到双倍防晒的效果喔！

TIP1：选择防晒系数 SPF30 以上，PA ＋＋＋的防晒霜。

TIP2：成分温和不刺激。

TIP3：再加一道有润色效果的隔离霜，双重保护。

LOVE'S 推荐

补充维生素 C ＋胶原蛋白饮：Miss Petite 蜜思波缇的高浓度胶原蛋白饮，里面除了水解胶原蛋白之外，还添加 Q10、VITC、玻尿酸，还有紫苏和橄榄多酚，早晚一瓶，连续喝个 7 天，内外一起修护啰！

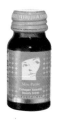

防晒乳上的标示，又代表什么

一般来说，市面上的防晒乳成分主要可以分为两大类：物理性以及化学性防晒。物理性防晒成分就是利用防晒品中的粒子直接阻挡、反射或折射掉紫外线；而化学性防晒成分，则是通过化学成分的分子，经皮肤表皮吸收后，跟紫外线产生交互作用，使其转变成无害的能量，且大约要在涂抹 30 分钟后才能有防晒作用。

防晒品上的 SPF，是 Sun Protect Factor "阳光防晒因子" 的缩写，SPF 的数字是测量可以抵挡 UVB 在表皮晒多久；PA ＋、PA ＋＋、PA ＋＋＋用来标示含有 UVA 隔离体的多寡。

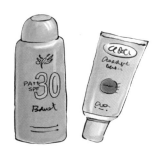

爱爱的 3 大防晒守则

1. 能躲就躲，能遮就遮

出门时除了擦上防晒乳之外，也可以使用帽子、衣服、洋伞和墨镜来加强肌肤的遮蔽效果，让防晒可以做到密不透风，另外避免在阳光最强的时候（上午 11：00 ～下午 2：00）做户外活动。

2. 一年四季，不分晴雨都该防晒

谁说阴天不用防晒？事实上紫外线（尤其是长波长的 UVA）能够穿透云层伤害我们的皮肤。而在室内也会因为 UVA 可以穿透玻璃，对肌肤造成影响，所以就算是阴天以及白天在室内，也该擦上基本的防晒乳。

3. 定期补擦不可少

与其使用超高系数的防晒乳（国外有 SPF90 的高系数产品）而产生闷热不舒服的感觉，不如勤补擦防晒乳。

一般上班族只需要在中午的时候补上防晒品即可，外勤的工作可就需要 2 ～ 3 小时补一次。至于夏天到海边玩耍，基本上补擦防晒品要再更加密集。爱爱我一般是下水一次就补擦一次，虽然有点麻烦，但是很多习惯可以慢慢养成，只要想到老了的时候因为防晒做得好，而比别人年轻 20 岁，我想大家都会比较有动力吧！

防晒＋美白产品

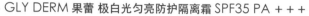

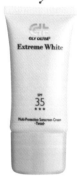

GLY DERM 果蕾 极白光匀亮防护隔离霜 SPF35 PA＋＋＋

纯物理性防晒配方，针对容易敏感和泛红的肌肤以及痘痘肌，温和不刺激配方，更适用于术后或敏感肌肤。润色的效果和遮瑕力很不错喔！连续熬夜让我皮肤产生的小泛红通通可以遮得住。

GLY DERM 果蕾 极白光匀亮高效防护霜 SPF50 PA＋＋＋

结合化学性＋物理性的防晒，防护力强且好推开不黏腻。

无敌铁面罩／抗 UV 防晒面罩

抗 UV 防晒衣

优衣库每年春夏都会出各类"抗 UV 防晒衣"，选择款式非常多样化，且还有适合办公室穿着的针织衫系列，穿起来不仅没有之前传统防晒衣的不合身感，还更加透气又舒服喔！

宽边帽＋太阳眼镜＋抗 UV 洋伞

晒太阳的唯一好处是可借此获得维生素 D，但是根据研究，每天只要晒五分钟的紫外线就已经足够产生人体所需的维生素 D，而且在早晨或傍晚时分温和的阳光下晒即可。

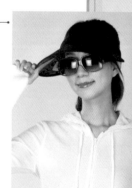

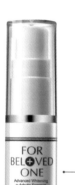

宠爱之名 熊果素肌因美白精华

高浓度熊果素复合物的医美级美白保养品，兼具美白、抗氧化及保湿功能，质地很清爽好吸收，香味很清新又舒服，只用了几天就感觉到肌肤变得光彩又明亮，让我每天都期待擦上它。

SK-II 极效超净斑集中修护胶囊

含布列塔尼珍贵褐藻 Alarian 萃取，可促进肌肤细胞内部蛋白质的新陈代谢，进而淡化斑点，瓦解黑色素，减少色素沉淀。另富含天然成分 Pitera®，以及能刺激角质细胞分化的维生素 C 成分，集中密集修复的 28 天美白精华。

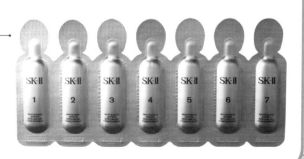

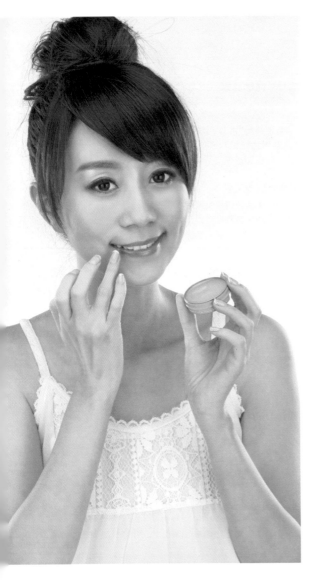

渐渐干荒的双唇，
性感与可爱尽失

老化的致命点 1 脸部（双唇）

　　美丽的双唇是迷人的象征，不管唇形大小、厚薄，最重要的是要拥有丰润、有弹性的双唇，以及健康美丽的唇色。

　　而我们的唇部没有汗腺和皮脂腺分泌，跟一般的皮肤构造不一样，属于"黏膜"型的构造，角质层很薄，所以水分蒸发的速度比皮肤来得快，因此会特别容易干燥、脱皮，进而出现唇纹。建议平常随时补擦护唇膏，睡前要使用修护性高的唇部保养品。此外，在天气较冷时或长期待在冷气房中时，更要注重保湿＋随时多喝水补充水分，这样才能拥有柔软细致的水嫩唇。

　　有很多女孩到了冬天嘴唇非常容易脱皮干裂甚至流血，怎么擦护唇膏都不够滋润，这时可以尝试外出时戴口罩保护唇部肌肤，避免冷空气的直接伤害喔！

不防晒，变成老婆婆干瘪唇

　　嘴唇肌肤也因结构之差异，较容易受阳光伤害，因此防止紫外线伤害的保养工作更不可轻忽。

　　白天建议使用有 SPF 防晒系数的护唇商品或唇膏保护唇部肌肤，避免因为紫外线引发的干燥和色素沉淀喔！主要是嘴唇比脸部还要容易晒黑，因为角质层比较薄的关系，一晒到太阳就很容易受伤，而紫外线不仅会增加色素沉淀，还会让双唇变成好像泄气的皮球那样的皱巴巴唇喔！

★ 轻松拥有性感 QQ 唇——**每天简易 30 秒唇部按摩**

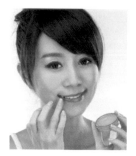 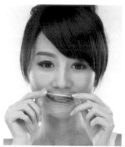 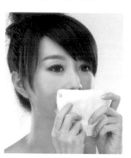 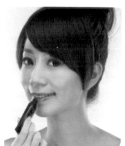

1 唇部按摩，将护唇霜（或可使用凡士林）抹在嘴角，以中指及无名指指尖，由上唇中央沿嘴巴轻按至下唇中央，重复动作 5 ～ 10 次。按摩可以进一步促进唇部皮肤对营养的吸收。

2 再敷上唇膜，如果没有唇膜，可以在嘴唇涂上厚厚一层修护唇膏。把保鲜膜剪成嘴唇的形状，敷在嘴唇上。

3 再用热毛巾覆盖。这样唇部皮肤可以更充分地吸收到营养。

4 3 ～ 5 分钟后用湿纸巾将嘴唇擦干净，然后再擦上护唇膏就大功告成啦！

LOVE'S TIPS

有时擦过护唇膏后，过段时间嘴唇上会有一层白白的东西，看起来真是不美观！归纳原因，可能是嘴唇太干燥、嘴唇角质层太厚、护唇膏质地太浓稠，或者是一整天嘴巴讲话运动下来，角质和口水掺杂在一起，所以女生们真的要时时确认自己的嘴唇状况喔！

破坏嫩唇的 6 大 NG 动作和正确保养

 下意识地喜欢用舌头舔唇，想增加湿润感

　　很多人在唇部干燥的时候会下意识地用舌头舔唇想增加湿润感，但其实这动作会让嘴唇越舔越干喔！尤其是当嘴唇已经干裂受损，这时切记不要用舌头舔嘴唇，因为嘴唇本身的水分会一起蒸发掉，越舔反而越干，同时也先暂时停止食用刺激性的食物，并暂时不要涂抹口红，让嘴唇避免受到外界环境的一切刺激。

　　这时可先涂抹薄薄一层会吸水的保湿成分，例如玻尿酸或甘油，补充嘴唇水分，再擦上厚厚一层锁水成分，例如凡士林，阻止补充的水分蒸发，让高度滋养配方修护嘴唇肌肤，达到修护舒缓效果。

 常常喜欢抿嘴，或者嘟嘴装可爱，唇部皱纹不断蔓延

　　因唇周有很多小肌肉，每天需面临嘴巴张合频繁的活动，所以要减少经常嘟嘴或抿嘴巴的坏习惯，这样就能预防并减缓唇周细纹的产生。白天可选用有 SPF 防晒系数的护唇膏，防紫外线对嘴唇造成的刺激，平时也可选用含有玻尿酸或胶原蛋白配方的护唇膏喔！

 反正擦上唇膏之后，吃饭已经吃掉了，所以回家不用卸唇妆！

　　虽说回家之后唇妆有掉落，但千万不能轻忽卡在唇纹里面的残留唇膏，长期下来如果不好好卸除唇妆，会造成嘴唇暗沉和色素沉淀喔！而平常卸妆时也要尽量动作轻柔，先用眼唇卸妆液湿敷几秒之后，再由外侧嘴角向内侧擦拭，且应该避免使用清洁功效太强的卸妆产品。

嘴唇脱皮真麻烦，直接用手撕除死皮

老实说这个错误的手法以前曾在我身上发生过，看到唇部脱皮当场手痒的我，一时没想到这么多，直接就"手动"去除脱皮，当然，嘴唇大渗血是免不了的啦，真的是又痛又可怕的骇人经验啊！

嘴唇干裂后一般会脱皮，这个时候你可千万别用手撕扯，而是应该将护唇膏厚厚敷在嘴唇上面，然后用热毛巾将双唇覆盖，再用指腹轻轻按摩双唇，这样可以加速唇部血液循环，使双唇变得润泽。如果脱皮现象特别严重，你可以用棉花棒沾热水后涂在嘴唇干燥脱皮的地方，停留几秒钟，等脱皮软化之后，那些死皮就很容易被搓掉了。

 求好心切，天天去角质淡化唇纹

唇部的角质层比脸部的还要少，如果再加上天天去角质那还得了！其实只要一星期进行一次唇部去角质就已经足够，而如果双唇是很容易敏感的朋友两星期做一次也行喔！产品要用唇部专用的去角质霜或者凝胶，清洁完双唇之后，涂上适量的去角质商品，再用中指＋无名指指腹来画圈按摩即可，记得力道一定要轻柔喔！

 如果使用广口瓶式的护唇膏，建议以棉花棒或挖匀挖取擦拭，以免细菌滋生于护唇膏内导致变质

此外也应避免直接以护唇膏涂抹嘴唇，让口水造成护唇膏变质。护唇膏的使用期限约为半年，特别是夏天受到温度影响很容易融化，也连带使成分改变。

自制唇部超有效去角质霜

如果手边没有唇部的去角质霜，也可以自己简易 DIY 一下喔！方法很简单，使用凡士林＋细砂糖以 2 : 1 的分量搅拌均匀，就是很简易又好用的去角质霜啰！

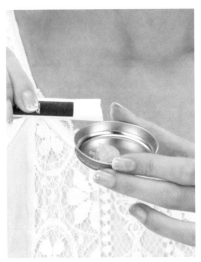

1 先用棉花棒取适量的护唇膏或凡士林，再加入细砂糖，其比例为护唇膏（凡士林）：细砂糖＝2 : 1。

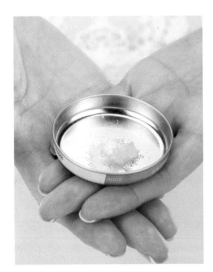

2 充分混合之后，就可以当作唇部的去角质霜使用，材料都是随手可得的物品，是不花钱又方便的好方法唷！

唇部暗沉，也可试试 C9 钻石光镭射

1064nm 钕雅克镭射的波长深入真皮层作用，可同时达到均匀肤色、亮白肌肤与减轻痘疤痕迹的效果，职场女性在意的黑眼圈、唇色暗沉也可有效改善。

樱花镭射粉嫩唇，立即摆脱干瘪唇

很多女生都有嘴唇颜色过深的困扰，每当卸完妆时，嘴唇暗沉的颜色，让心情也跟着变得差。其实，嘴唇跟皮肤一样也会有黑色素沉淀的问题，除了天生唇色就比较深以外，经常上妆的女性朋友，不慎选用了品质不佳的口红，也可能导致嘴唇发炎，让黑色素加速累积。

樱花镭射利用光热效应刺激皮肤弹力纤维，促使胶原蛋白再生，达到改善肤质及消除细小皱纹的治疗保养效果。

而镭射治疗的次数视唇部颜色的深浅而定，通常需做几次才能逐渐见效，且疗效因人而异，可在做完第一次镭射后由医师评估是否要继续做治疗。

爱爱本身也有嘴唇周围暗沉的困扰，做过俗称樱花镭射的染料镭射治疗之后，大约第 2 次就让我有满意的效果，现在唇色很均匀且红润，平常出门只要擦上润唇膏就有好气色。而所有镭射术后的保养就以"防晒＋保湿修护"为主，唇部保养也不例外喔！

LOVE'S 美唇小物 & 保养推荐

A. **Etude House 蒙娜丽莎微笑银杏护唇膜**：专用唇膜，可有效滋润唇周肌肤，避免干燥发生。

B. **Jo Malone 维生素 E 润泽唇膏 SPF15**：含维生素 E 成分和防晒系数，擦起来的香味感觉很香甜，可以当作护唇打底使用，不影响后续唇膏的呈现，有滋润度但不黏腻。

C. **艾杜莎 Lip Essence 唇部修护精华 SPF18 PA ＋＋**（润色＋无色）：爱爱我个人已经用掉超过 5 支的护唇好物，对于唇部极度干燥的我来说滋润度可以维持很久，喜欢擦上之后水润透亮的感觉，就像擦上唇蜜般的晶莹剔透。

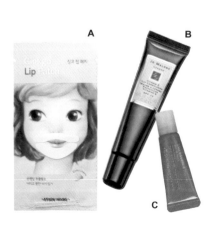

法令纹挂脸上，
显老 5 岁遮不住

老化的致命点 ① 脸部（法令纹）

我觉得斑点和皱纹虽然令人讨厌，还不至于让人骤然变老，可一旦有了明显法令纹，会让人马上显老好几岁，看起来也会使整个人变得严肃不易亲近又凶巴巴的。

而法令纹的形成，除了年龄之外，与遗传体质、表情等都有极大的关系，许多人虽然年纪轻轻，但因为经常抿嘴，或因姿势不良喜欢长期侧睡压脸，或者用手托腮，因而形成自鼻翼外侧向下延伸的两条深痕。远看就像脸上多了道"八"的痕迹，年轻时这种痕迹较深的人，年纪渐长之后痕迹会愈加深。

虽然说在古代法令纹是威仪的象征，但身为现代女性的我们当然很不想要这种威严，多了这道纹路，立马显老当然不开心啊！法令纹之所以得名，就是古人认为，男人要有法令纹才能升官，才有威望。但这套面相说，现代爱美的女性可不领情，谁会想要一脸严肃的法令纹？尤其是女人有法令纹，看来像随时在生气且老气，可以算是脸部老化最让人头痛的指标之一。

法令纹算是最难去除的皱纹之一，不过我们只要从保养、按摩手法和表情训练三方面进行预防和补救，持之以恒地进行保养，还是能够淡化法令纹的。

法令纹生成的两大原因

1. 肌肤老化松弛

整体来说，到了 35 岁以后，法令纹会慢慢加深。除了遗传因素外，主要是年龄因素造成。随着年龄增长和地心引力作用，皮肤里的胶原蛋白、水分含量会渐渐流失，皮下脂肪也会萎缩下垂，造成皮肤松弛和老化，形成皮肤表面上的凹陷，就会产生法令纹。

2. 表情过于丰富

有的人天生法令纹就比较明显，来自天生的遗传，有不少年轻女孩都为法令纹苦恼不已呢。有些女孩平时的表情过于丰富，常常大范围地牵动脸部的皮肤。这就好像穿了一双新皮鞋之后，反复折叠到的部分，久了就会有折痕。

原本是做表情才会有的"动态纹"，久而久之，就会变成留在脸上不走的"静态纹"。况且，如果疏于抗老保养，对抗皱产品的使用不够重视，法令纹自然也会日益加深。

法令纹保养抗皱产品不可少

随着年龄增长加上地心引力作用，双颊容易失去弹性，抗老保养要选择有促进皮肤胶原蛋白再生的成分，如维生素 A、多酚类和植物精华等，它们都能使肌肤从皮肤底部开始增生胶原蛋白和纤维，而撑起外部凹下去的地方，另外含有促进肌肤胶原蛋白增生成分的眼膜也是消除法令纹的好帮手。如果你的法令纹较重，就用弯月形的眼膜敷在法令纹部位，加强局部保养，同样能让法令纹变得不明显喔！

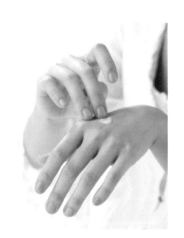

LOVE'S TIPS

想知道你的法令纹是因为怎样的表情而出现的吗？

分享一个很简单的辨识方法：如果法令纹是从鼻侧延伸至嘴角，那是因为爱大笑而形成的（我承认我就是这类型啦）；如果法令纹从嘴角延伸向下，那你可要好好检讨自己是否太喜欢抿嘴和撇嘴了！

持之以恒的提拉保养，线条立刻向上

　　法令纹的消除除了要用对保养品之外，还需要每日护肤时配合按摩。别小看几个按摩的动作，持之以恒就能告别让人显老的纹路。如果你担心法令纹造访，表情多多的年轻女孩更要用按摩来预防，省钱又有效。

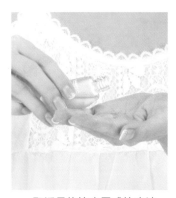

1　取适量的按摩霜或按摩油皆可。

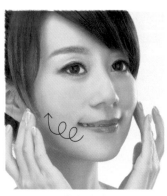

2　用双手掌心贴脸，由下向上画圈，并向耳际轻推。

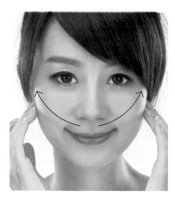

3　双手手指贴着人中，由中心向外侧滑动。

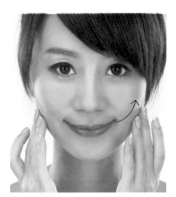

4　手指由嘴唇下方向上滑动，就像是要把嘴角向上拉起，这能够防止唇周的松弛和细纹。

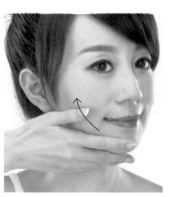

5　手指合拢，双手从下巴开始向耳朵方向滑动，向上提拉整个脸部的轮廓。

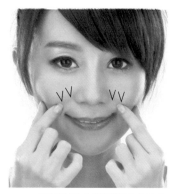

6　用拇指及食指沿着法令纹由下向上，轻柔地捏皮肤表面，重复3~5次。这个动作能够刺激皮肤表面组织，渐渐平滑皱纹。

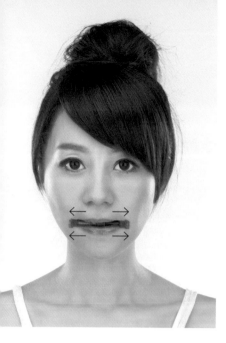

锻炼脸部肌肉，让脸部更加紧实

做脸部运动可以增进脸部肌肉的弹性，预防法令纹出现，就好像上健身房锻炼能够让身体变得紧致有曲线，表情运动就是锻炼脸部肌肉的方法。与法令纹相关的 3 条肌肉，就是分布在脸颊和嘴巴周围的上唇拳肌、颊骨肌和笑肌。想锻炼，也得分部位进行。

为了方便起见，爱爱推荐使用美妆店可以购买的"微笑训练器"，利用小道具来锻炼脸部的肌肉也是很有效的方法喔！

小颜拉提仪器辅助更 EASY

美颜仪器的辅助使用不仅可以达到事半功倍的效果，还可以顺道紧实肌肤，消除脸部浮肿喔！真的是一举多得。

★ **24K 金美人棒：**使用在卸完妆的皮肤上，可以搭配保养品（化妆水、精华液、乳霜或者凝胶）使用。用由下而上的手势，轻轻地滑动 T 字棒（而鼻翼等部位就用 T 字棒的尖端轻轻滑过），明显感受的是每次使用完隔天，下巴的水肿部分消很多，隔天起来也明显感觉脸部变得更加紧致有线条，只要前晚有用，就可以明显地感受到威力！（爱爱顺便使用了简易的淋巴按摩方式来搭配美人棒的使用，超正！）

★ **18K 金低周波美肤仪器：**会不会发现我很爱这种黄金探头，其实完全是因为纯金离子和生物体的自然电流波长相同，只需在肌肤表面轻轻滑过，就可整合电位平衡、促进新陈代谢，再配合提拉抗皱的精华液一起使用，可以让肌肤更加紧致有活力喔！

★ 拍照也不怕——**早晨 5 分钟消水肿秘技**

有的时候前一天喝太多水，或者是睡前吃了比较重口味的食物，隔天早上起来脸立刻变浮肿了，但是待会还要出门见人怎么办呢？这时要提供我的早晨 5 分钟消水肿秘技给大家参考啰！

· **保养重点**：水肿大部分都发生在早上刚起床时，我会一早喝杯黑咖啡或是薏仁水，与玉米须茶来帮助排水消去水肿。保养时若利用双手按摩辅助，或是选择有消水肿、V 形拉提产品也会有不错的效果喔！

· **按摩方法**：全脸擦上紧致精华液之后（或者延展性佳的乳液皆可），再搭配 24K 金美人棒使用，由下颌往耳朵上移动，帮助下巴线条更加紧致，另外也可以搭配冷热毛巾交替敷脸，3 ~ 5 分钟就可以达到消水肿的功效喔！

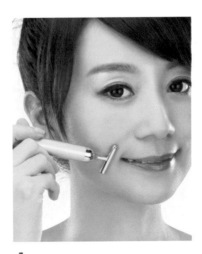

1 由下颌往耳朵上移动。

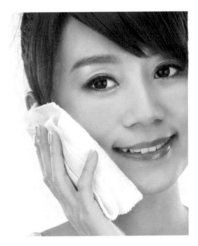

2 搭配冷热毛巾交替敷脸。

· **化妆重点**：如遇到水肿状况但又急需要化妆时，不妨加强修容方式，爱爱会准备一深一浅的粉底来制造脸部阴影，这样最快速且简单又有效，立刻解决恼人的浮肿问题啰！

医美对抗老化"三八"纹路超有效

脸部的线条紧致与否，是泄漏年龄的最大关键，如果最近友人老是说你看起来很"疲惫没精神"，爱爱我想八九不离十是这"脸上的三条线"所造成的视觉效果啦！

这三条线是人们老化时候会最先出现的：眼下凹陷（泪沟）、鼻翼旁边的法令纹和嘴角边的木偶纹。一旦纹路上身看起来就老气横秋，而除了平时的保养预防之外，对于已经产生的这"三八纹"，只好借由医美疗程做改善，医师建议有这类困扰的朋友，可选择的处理方式大概分为以下 3 项：

1. **以填充的方式来处理**：可以注射玻尿酸等填充物来改善。

2. **刺激肌肤胶原蛋白增生，施打 3D 聚左旋乳酸**：可以刺激肌肤的胶原蛋白增生，进而让纹路变得不明显，为了让效果更好，医师通常会分阶段 2 ~ 3 次进行。

3. **自体脂肪移植手术**：是目前最热且使用范围最广泛的疗法，其技术是抽取自己的多余脂肪，加以离析后注射至想要填补的部位，例如丰颊、丰额、丰夫妻宫及填补法令纹，自体脂肪填补后达到回春的效果。若有双下巴困扰，也可以透过侵入性较低的镭射溶脂让线条更利落。

LOVE'S 推荐：拉提保养品

天气丹津率享红山参清气面膜：在韩国很出名的"刮痧面膜"。爱爱某回上电视通告，跟美丽的女明星聊起，她特别推荐这款可以集排水消肿按摩于一身的好物，无油配方的精华液面膜，成分里面含有汉方中药成分的红山参，不仅可以消肿排毒，还可以补充肌肤元气，配合内赠的木质刮痧板使用，除了可以瘦脸消肿，让脸形紧致之外，恼人的纹路也变得比较不明显啦！

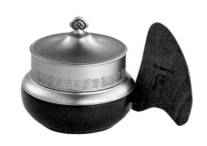

吓人鸡爪别出现，
奶油桂花手才是好命女

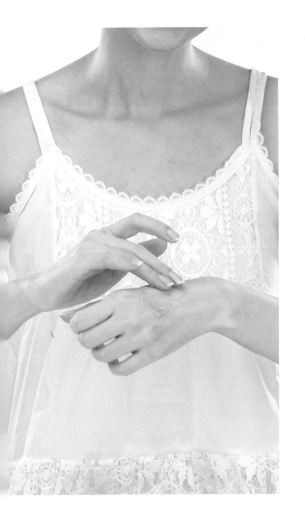

老化的致命点2 四肢

你是不是也有这种经验，远看明明脸蛋保养得很细致又漂亮的女生，一不小心近看到双手立刻露馅，怎么双手的皮肤又干燥又粗糙，活像是做粗活的手呀！或者也曾经看过穿着打扮非常时髦亮眼，但是穿凉鞋的双脚一看就当场大 NG，脚后跟粗糙脱皮，整个感觉又很掉漆。

没错，当女生有人会觉得很辛苦，怎么要注意的眉眉角角这么多呀！但是换个角度想，这也是身为女生的乐趣呀，如果把这些细小的保养细节当成一种生活上的享受，随时随地宠爱自己，用这种心态去保养，那一定会觉得越做越开心的，不知不觉就已经向好命女的阶段前进啦！

LOVE'S TIPS

基本上手部容易出现的五大问题如下：手部松弛、满布皱纹、肤色暗淡无光、粗糙、触感不佳。所以千万不要让双手泄漏年龄，要例行性地给手部肌肤适度的呵护，使用好的手部保养产品，才能养出纤纤玉手。

★ 去除角质层——**手部的 DIY 完美保养**

手部去角质，可以选在刚洗完澡的时候进行。

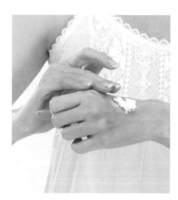

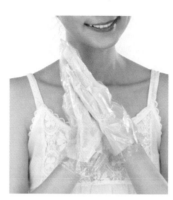

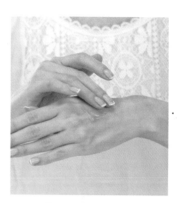

1 使用磨砂膏挤出大约1元硬币的用量，在手背轻柔画圈按摩，范围可以延伸到手肘关节处。这个步骤可以去除老废的多余角质，还可以帮助保养品的吸收，建议一星期可以给手部去角质一次，而容易堆积角质层的肘关节，则可以依照个人肤况做调整。

2 现在很多的美妆店都有贩售各种不同功能的护手膜，可以依照肤况（或者是自己的心情）来选择不同的护手膜使用，一般来说这跟敷面膜一样，大约敷上10～15分钟即可，敷完之后多余的精华液也可以擦在手背上喔！

3 再取适量的护手霜，以手掌画圈按摩，从手背到手尖每根指头都要细心地揉捏按摩，手部其实有很多穴道，多按摩可以促进血液循环，也会让护手霜的吸收度更好，如果之后要就寝，也可以戴上棉质的手套加强做保养，隔天醒来你一定会很满意这个保养效果的（笑）。

爱爱的护手小提醒

1. 做家事或碰水工作的时候，尽量戴手套来保护手部肌肤。

2. 集中工作需要碰水时，避免长时间且反复性地碰水，而每次工作完毕之后，请马上擦上护手霜滋润双手。

3. 白天需要外出的时候，别忘了护手霜也要有 SPF 的防晒系数。

4. 开车或者骑车的时候，可以买抗 UV 的袖套来做防护措施。

5. 有的时候难免会遇到指缘长硬皮，这时候别手痒去撕硬皮，可以使用指缘油来软化硬皮，如果刚好手边没有指缘油，也可以用随身携带的护唇膏来当指缘膏使用，效果也很棒。

6. 手部如果出现干痒脱皮的症状，表示皮肤已经发炎或者造成伤害，严重的时候要找皮肤科医师对症下药喔！

纤纤玉足才动人，务必勤劳去角质

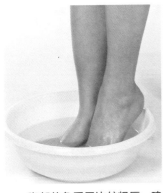

1 脚部的角质层比较粗厚，建议大家在去角质前先用大约40度的热水泡脚5分钟，这时可以适量加上自己喜欢的精油放松一下喔！

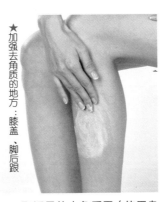

★加强去角质的地方：膝盖、脚后跟

2 取适量的去角质霜（使用身体去角质霜即可），从脚背到小腿都以打圈的方式轻轻地按摩，去除老废的角质层，而角质层比较顽固的后脚跟，可以搭配浮石或者锉刀来使用，但记得使用的时候要避免太用力喔！

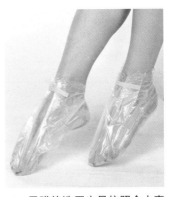

3 足膜的选用也是依照个人喜好来选择，夏天爱爱会喜欢比较清凉（含有薄荷等精油成分）的产品来使用，冬天则可以选择暖姜类的精油让身体温暖起来。

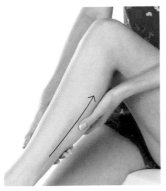

4 如果足部肌肤非常的干燥，这时可以选择滋润度比较佳的护足霜（或者身体乳霜也可），由脚背往小腿的方向（由下而上）按摩，按摩的时候可以运用手掌来包覆小腿稍微施力按摩，尤其在容易水肿的脚踝处加强按摩指压，不仅可以润足，也可以减轻小腿容易肿胀酸痛的苦恼。

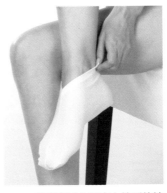

5 按摩完毕之后套上棉质的袜子，隔天就可以拥有水嫩嫩的白皙双足。

LOVE'S TIPS

如果是血液循环不好，手脚常冷冰冰且气色暗沉的女孩，不妨每天花上10分钟用热水泡脚（水温约40度，泡至小腿肚），是提升循环的最简单养生方法喔，泡完后要记得喝杯温水。

爱爱的诱人美腿小提醒

1. 长期穿高跟鞋或者久站容易腿部肿胀的人，可以试试看睡前 90 度抬腿 10 ~ 15 分钟，这样可以舒缓腿部的肿胀感。或者也可以穿上睡眠专用的美腿袜，效果很不错喔！

2. 夏天的时候穿夹脚拖，大家可别忽略脚背的防晒，通常最容易晒黑的地方就是脚背了（而且这里是晒黑之后比较难快速白回来的地方）。

3. 保养足部最重要的还有一个地方，就是选双适合自己双脚的好鞋啦！看过很多朋友因为工作上的需要长期穿高跟鞋或者尖头鞋，常常把脚磨出厚茧鸡眼，甚至还有严重到拇指外翻的情况发生，穿上高跟鞋的婀娜身影谁不爱，但是如果危害脚的健康那可真的得三思呀！

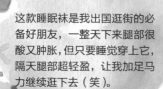

这款睡眠袜是我出国逛街的必备好朋友，一整天下来腿部很酸又肿胀，但只要睡觉穿上它，隔天腿部超轻盈，让我加足马力继续逛下去（笑）。

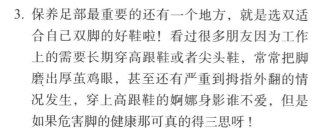

每天 5 分钟，打造贵妇般的完美婴儿手

选择护手霜产品的时候，夏天可以选择含有防晒系数的产品，冬天则以滋润度较优的产品为优先考量。避免使用太多香料或复杂的成分，以免造成手部过敏。

养成随时随地补擦护手霜的习惯，只要确实地勤劳使用，一定能够令你拥有贵妇般的奶油桂花手喔！

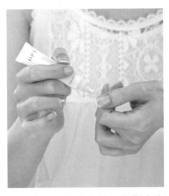

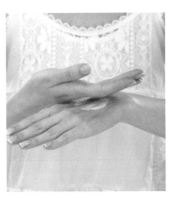

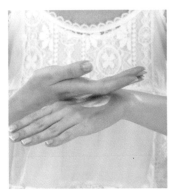

1 先取适量指缘油，从指尖比较容易干燥的指缘旁边开始依次擦上，对指缘干裂很有帮助。

2 再用双手手背互相摩擦温热护手霜，用双手手背互相涂抹均匀（这样的使用方法除了会让干燥的手背获得比较好的滋润度之外，容易感到黏腻的手掌心也不会感到不舒服）。

3 如果冬天觉得护手霜不够滋润，可加入油状的护肤精油。

LOVE'S TIPS

除了护手霜之外，爱爱也非常喜欢指缘油，含有各式保养成分，可以让指缘保湿不干燥，并让指甲充分地保湿。

LOVE'S 推荐

护手 + 护脚商品

护手产品

1. Etude House 乳木果油护手膜

双层的护手膜产品就像帮脸部敷脸一样，每个星期可以帮手部肌肤做一次深层护理。

2. Nougat 手部护甲乳清

来自英国的 SPA 品牌，香味很优雅迷人且分为前、中、后 3 个不同层次的味道，乳清的质地偏向凝乳，很好推开且滋润度足够。

3. 施巴润手护甲修护霜

可以改善手部的干燥和粗糙干裂等问题，有滋润度但使用起来却不厚重。

4. 瑰柏翠红石榴护手霜

红石榴含超强的抗氧化功能，我很喜欢这款护手霜的香气，添加了无花果鲜叶香氛，擦完之后感觉整个人变成一道新鲜又可口的水果呢！

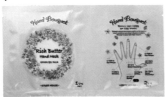

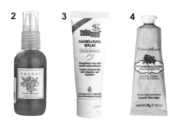

护足产品

5. Etude House 乳木果油护脚膜

双层设计的足膜，敷上 15 分钟就完成深度保养，让护脚变得很轻松。

6. 施巴腿部修护乳液

乳液触感很滑嫩，好推开且吸收快速，随时随地都可以帮双腿补充营养。

7. 暖暖护足霜

含有暖姜的成分，冬天擦起来感觉格外有温暖感。

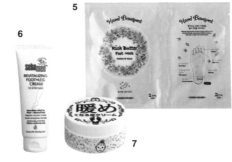

流行的小物

8. Angel Key 腿部 BB 慕斯

专为双腿打造的美腿慕斯，一擦上去腿部肌肤马上有完美无瑕的肌感，含有细致的小亮片，就像帮腿部打了苹果光一样。

9. OTTO 美腿袜（小腿＋膝上款）

睡眠中专用的美腿袜，腿部长时间穿高跟鞋疲累或出国时需要走很多路，当晚睡觉时一定要穿上，隔天起床会感觉到双腿变得轻盈许多。

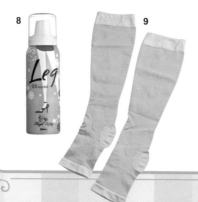

BONUS
爱爱
同场加映
腋下美白、打造瘦手臂和大腿

BONUS.1　腋下白皙又干净，举手也不害羞

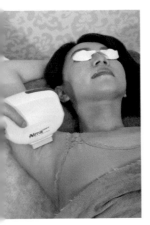

当需要穿上无袖的衣服，或者是季节一到夏天，腋下美白肯定是个热门话题。也许男生会问，腋下又不需要常常出来见人，为何还要美白呢？

那他肯定没除过腋毛。腋下美白对于常除腋毛的女孩真的是蛮重要的，不管你是用拔毛或者是刮毛来去除腋毛，长时间下来很容易造成色素沉淀（也常会有毛囊炎的发生，由发炎到色素沉淀的例子非常多见）。也因为反复地刮除或拔除腋毛，让脆弱的腋下肌肤一直受伤害，要白皙还真的是蛮困难的。而我自己也用刮除腋毛的方法好几年了，直到最近完成了镭射除毛的疗程后才发现，之前我这样除毛的方法还真的很不聪明呀！

亚历山大除毛镭射 + DPC 美白水嫩光双机镭射

亚历山大镭射独特的"选择性光热疗法"原理，让镭射光只对毛发作用，可避免表皮的伤害及产生疤痕，且具有独创 DCD 皮肤冷凝系统，改善传统镭射除毛过程中的不适感。

镭射除毛小常识

医美医师说，镭射除毛是运用不同的介质激发出高能量的光束，具有特定波长，在短短的千分之一秒内，让毛囊中的黑色素吸收镭射光，将毛根加热烧除，当温度上升，可使蛋白质结构变性，破坏毛发的再生能力而达到永久除毛的功效。每个人的毛发多寡以及体质状况不一，一般镭射除毛的治疗约 8 ～ 10 次左右可以达到完全（85% 以上）除毛的效果。而除毛的间隔时间也很重要，一般建议 1 个月到 1 个半月左右做一次即可，千万不要为了求快而密集地做镭射除毛（要求医师多打几发镭射就是赚到的观念也是 NG 的喔），毕竟除了美观之外，皮肤的健康才是最重要的。

DPC 水嫩光又称为动力脉冲光系统，被吸收至毛囊内的光能转换成热能并使毛囊凝结，达到最高的效能，并且使周边组织的伤害减到最低。

BONUS.2　贝壳机打造完美曲线（瘦手臂＋大腿）

对于想要维持身材曲线，然后又不想出门的人，这可爱又时尚的贝壳机是很好的美体运动小物。它的体积轻巧不占空间，很适合摆在家里客厅，看电视的时候顺便做运动，是不是很方便呢？对女生介意的手臂线条＋胸部线条＋腿部线条都有不错的紧实效果喔！

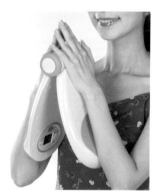

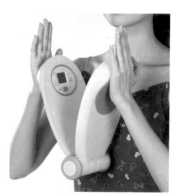

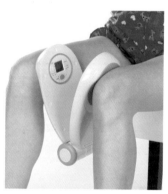

1 可以紧实胸大肌的部分（让美胸不下垂）

双手呈现"三角形"的姿势，把贝壳机夹在双臂之下（开口在下），然后再往中间施力，这个动作可以运动到胸大肌的部分，避免胸部下垂。

2 针对容易有蝴蝶袖的部位来加强瘦手臂

要瘦手臂的话把贝壳机的开口往上，两手往中间施力即可，这动作可以紧实双臂，一起来告别松垮垮的手臂肌肉。

3 腿部肌肉的部分也可以使用这款来紧实双腿

将贝壳机夹在大腿膝盖内侧适当的位置，两腿往中间施力，就能轻松运动到大腿内侧的肌肉。

LOVE'S TIPS

由于贝壳机强度是固定的，腿部使用会感觉比手臂来得轻松喔！只要每天花个 10 分钟（或者做 30 分钟更好），看电视的时候持之以恒地运动，不到一个月你就可以发现不错的紧实效果喔！

颈背流露性感，
解除"低头族"早衰危机

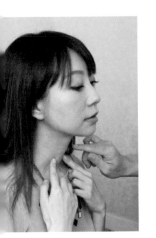

老化的致命点 ③ 颈背部

现在因智能型手机的普遍存在，而有了"低头族"这个新名称的出现，这形容真的非常贴切，不管是平常搭车还是吃饭，总会看到大家低头忙碌中，加上手指不停地滑动，我想这情景是几年前没办法想象到的吧！

我们的脖子非常辛苦地支撑整个头的重量，我们的这颗"头"会有多重？有昏倒经验的人都知道（哈，真奇怪的说法），在没意识之下的头部还真的不轻，所以每天"支撑"我们头部的细瘦脖子，真的要承受很大的工作量，而脖子保养比起脸部的保养重视的人还是比较少，所以也才会出现看女生年龄，要看"脖子纹路"的说法啦！

颈部肌肤只有一般皮肤的 2/3 厚度，算是人体最脆弱的肌肤之一，也是最容易老化的地方。

颈部的问题包括松弛、暗沉、年轮般横向纹路，很轻易就能泄露实际年龄，所以从今天起要开始重视脖子的保养，别再把脖子当成"顺便"擦擦抹脸剩下的保养品带过的边缘地带啦！

颈背部的完美保养

从颈部延伸到肩膀、前胸的黄金三角地带，就像一件隐形的比基尼，都该要好好细心保养，适当提拉按摩能帮助易松弛的颈部肌肤对抗地心引力。涂抹颈部保养品时，可以由下往上的螺旋状方式按摩，而针对脖子横向纹路，不妨以抗皱除纹精华轻拍在定点部位，强化有纹路部位的吸收。

★ DIY 按摩＋保养——**4 步骤去除暗沉**

脖子肤色不均、暗沉，可能是因为紫外线过度照射，或者长期卸妆不够彻底。

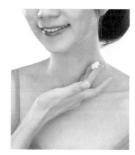 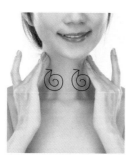 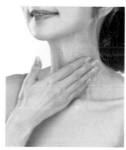 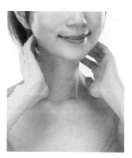

1 清洁完毕之后，在颈部均匀涂抹上比较滋润的去角质霜。

2 以指腹轻轻画圆圈，按摩颈部肌肤 10 ~ 15 圈。

3 以清水将去角质霜清洗干净之后，涂上滋润性较强的保养品（或者颈霜）。

4 用力按摩颈部两侧穴位 3 ~ 4 次，有酸痛感即可。

★ DIY 按摩＋保养——**2 步骤预防松弛及解决双下巴的困扰**

低头族或姿势不良，还有睡觉时枕头不合适等都可能造成脖子肌肤松弛的困扰。

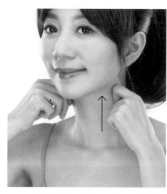 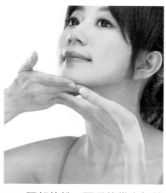 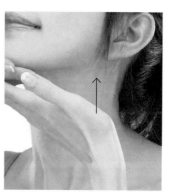

1 以拇指和食指，由下往上轻捏颈部两侧，这个动作可以让颈部肌肤更紧实。

2 颈部放松，两手的掌心轻扶下巴向上抬起，一次停留约20 秒，重复三次。

3 感觉到颈部肌肤被轻轻拉起为宜。

★ DIY 按摩＋保养——**4 步骤预防脖纹再发生**

长期不良的睡姿、肌肤过于干燥等容易造成脖子出现明显的纹路。

因为颈部区域有许多淋巴结，能排除脸部囤积的废物，改善浮肿松弛，由下往上施行脸部按摩后，最后都可以在锁骨内侧轻按压约 7 ~ 8 下，加强淋巴结的顺畅。或者平常没事时，也可以多多按摩耳后和锁骨内侧，

而预防颈纹的产生，要特别注意日常生活的习惯。低头族记得要常常抬起头来，活动一下！最好每隔一小时就起来活动一下，动动身体和放松一下颈部。而伸展颈部时，不妨慢慢将头往后仰，使颈部有拉紧的感觉，也可以身体不动，脸各转向左右边 90 度的位置，以预防颈纹出现。

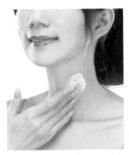

1 先将颈霜（或滋润度较高的乳霜或按摩油）均匀地涂抹在颈部。

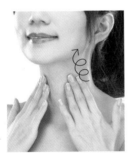

2 除拇指以外的剩余四指并拢，这四指的力道相对比较柔和，用这四指的指腹对颈部进行轻柔按摩。

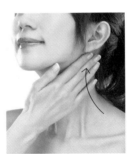

3 以右手按摩左侧颈部，由胸前往上按抚到下颌处。

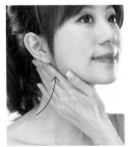

4 以左手按摩右侧颈部，同样由胸部往上按抚到下颌处。

A. Yoga 山药美胸精华：通常擦美胸精华也可以由下往上擦到脖子的部分，我喜欢它质地不油腻且吸收很快。

B. 肌美精 Kanebo 专用脖子面膜：专为脖子所设计的脖膜，使用起来很服帖且不易脱落，滋润效果很足够的面膜，一星期可以敷上 1 ~ 2 次，作加强的保养护理。

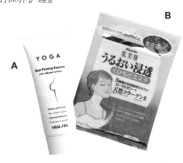

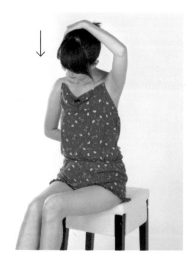

3 身体坐正，右手放在后腰，左手绕过头顶摸到右耳，再往前往下扳数 10 秒后回正，再换边做！一天约做 3 ~ 5 回。

这动作可以放松整条斜方肌。

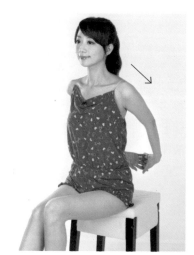

4 身体正坐（或可以站起来），双手十指交握，往后拉约 10 秒钟后慢慢回正，一天约做 3 ~ 5 回。

放松肩背部还可以健胸美背，预防长出妈妈般的后颈肉喔！而肩颈疲劳的时候，可以敷上热敷垫（或者是热毛巾、暖暖包也可以）舒缓一下疲惫的肌肉。

柔顺健康发丝，
拥有年轻的"背影杀手"封号

老化的致命点 4 头皮 + 发丝

头皮是脸皮的延伸（我想这点应该是大家都知道的吧），只要头皮健康有弹性，那么脸部也比较不会有肌肤松弛和皱纹产生的困扰喔！每天只要花上几分钟的时间，帮头皮做一下简易按摩，效果好到可以晚几年去做电波拉皮。投资报酬率这么高的小动作，何乐而不为呀？如果你还不知道原来头皮保养这么重要的话，那么看完这篇文章后，今天起就跟爱爱一起来从头当美人吧，爱美一点都不嫌晚喔！

有健康的头皮，才能够有健康的发丝

现代人的生活压力真的不小，不管是工作、生活或者感情上面临的各种考验，一不小心很多情绪的压力都会反映在我们的身体上，所以适当放松已经变成一门重要的课题，而简易的头皮按摩能够很快速地帮我们释放压力，早上刚起床的时候血液循环还不顺畅时，透过头皮按摩可以让我们瞬间醒脑，还可以一扫暗沉的坏气色。

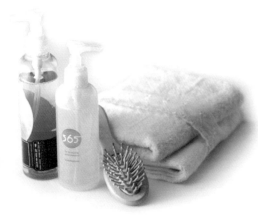

头皮洗发 + 发丝洗发，飘逸又蓬松

洗头，其实主要洗的是头皮。台湾位处于比较炎热的气候地带，大概有 80% 的人属于中性偏油的头皮，也就是说只要 24 小时内不洗头，就会容易有油腻感且头皮发痒，因此建议要天天洗头。在选择洗发精上面，应该以可以充分洗净头皮的洗发用品为佳，像诉求保湿滋润的洗发品，则比较适合干性头皮的人使用。

★ 放松头皮的简易按摩 —— **醒脑舒压超轻松**

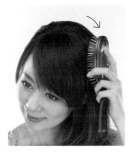 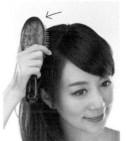 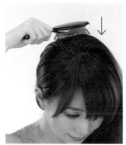 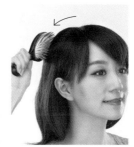

1 将头发拨至左侧，由右向左梳，按摩右侧头皮。

2 将头发拨至右侧，由左向右梳，按摩左侧头皮。

3 低头将头发拨至前侧，由脖子往前梳理，按摩后脑勺的头皮。

4 最后将头发全部向后梳理，再用梳子轻轻敲打头皮，就完成了早上超简易的醒脑舒压头皮按摩。

★ 正确洗发＋护发 —— **头发柔顺不打结**

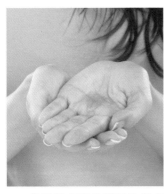 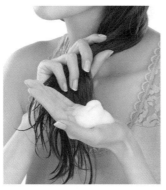 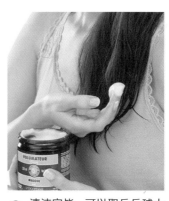

1 先用温水充分打湿头发之后，取 1 元硬币大小的洗发用品先打出泡沫。用指腹进行第一次洗发，第一次洗发建议不超过 30 秒，以清水冲洗干净，之后第二次洗发则可以均匀揉搓头皮 1 分钟。

2 将第二次洗发剩余的泡沫，快速揉搓清洗发尾的发丝（时间约 5～10 秒即可），而如果有习惯使用造型品的人，清洗发尾这步骤可以依照实际情况做增加，一定要把造型品洗干净喔！

3 清洁完毕，可以取乒乓球大小的护发用品抹在发尾的部分做修护，记得头皮不要抹护发乳，以免造成头发太过油腻（一般来说发根下的 15 公分发丝都是最健康的，不需要使用到护发乳，所以护发用品只需要抹在发尾即可）。

1 分钟头皮按摩，舒缓又轻盈

　　想要拥有令人称羡的秀发，必须先拥有健康的头皮，也因此近年来头皮按摩风潮盛行！但坊间的头皮按摩课程动辄上千元，如果不想花大钱的话，这次不妨利用按摩搭配精油或头皮护理产品，自己做居家头皮按摩，让紧绷的头皮能够得到舒缓。

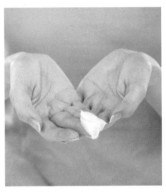

1 取适量头皮按摩霜均匀地抹在头皮上。

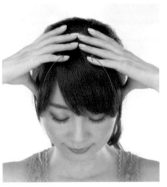

2 用双手指腹，从两侧太阳穴开始用大拇指沿着发际线往上按。

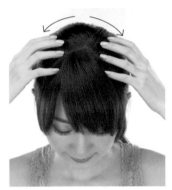

3 由头顶往两侧按压。

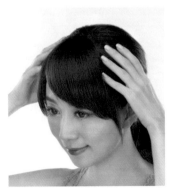

4 由额头往后颈慢慢按压。

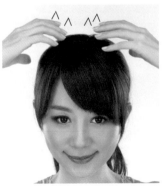

5 像要把头皮提起来似的，用指尖轻捏头皮两侧再轻轻敲打。

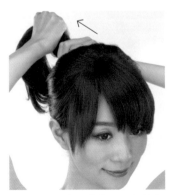

6 提拉头皮，像绑马尾般地把头发慢慢往后方提拉。

★ 特别护发 DIY——**立即拥有天使光环**

相信每个人都希望拥有一头闪耀动人，日本人称"有天使光环"的滑顺亮泽的秀发，而保养头发的秘诀，那就是一定要勤加护发，就算没有上美发院让人护发，自己在家 DIY 护发，也可以省下钱又变漂亮喔！

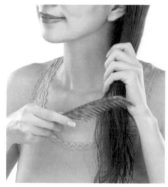

1 在清洁完发丝之后，先用大宽梳梳开发丝。

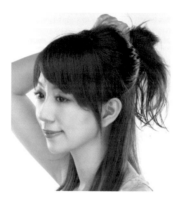

2 依照个人发量将头发分层（发量少可以分上下两层，发量多则可以分为上中下三层）。

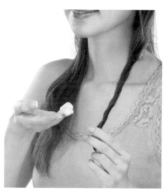

3 距离头皮 10 ～ 15 厘米之后开始涂抹上护发霜，配合轻轻的柔转按摩方式，促进护发成分的吸收。

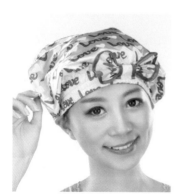

4 可以套上热毛巾或者是护发帽加强护发霜的吸收，待 5 ～ 10 分钟之后，发丝变凉就可以冲洗啰！

LOVE'S TIPS

★ 请在每次吹整头发之前，记得帮发丝抹上抗热护发品。

★ 吹风机不要近距离吹发，离头发 15 ～ 20 厘米的位置最恰当。

★ 出门前如果头发毛躁和乱翘，可以配合保湿发妆水和护发乳来快速抚平秀发的毛躁感。

季节性头皮保养，不让油脂堵塞毛囊

每年春夏到秋冬季节转换交替的时候，比较容易出现头皮敏感的问题，而有些人在天气干燥时会有增加掉发现象，不过如果头皮和头发都健康，大约持续半个月到 1 个月的时间即可恢复正常。

换季之际，气候的改变会影响到头皮的健康，导致掉落的头发会比长出来的还要多。而气温低的时候，也会降低人体新陈代谢的速度，毛孔也会缩小，可能引发毛囊闭塞，导致落发增加。所以天气干燥更要勤护发，换季时温度与湿度的不稳定会影响到头皮，令皮脂腺以及汗腺无法正常运作，导致头皮的 pH 值产生变化，可能会出现头皮出油、发痒，甚至有发红的过敏现象产生。此时头皮的温和清洁就很重要，不要让油脂堵塞住毛囊。

另外出现头皮屑大都是天气干燥常见的问题。其实头皮屑是头部皮肤的老废细胞。天气越干，头皮皮脂腺的分泌减少，若不好好保养，就会令头皮屑变得更多。

保养 3 步骤，染后发色光泽动人更持久

刚染发后的发色真的很迷人，不管是发色质感和光泽度都很棒，但是过了一个月后，颜色就逐渐走样啦！头发褪色之外也变得干燥没有光泽感，你是不是也有一样的困扰呢？如果有的话，那就要看看你是否没有把握住这 3 个保养重点：

1. 染发后的黄金 48 小时

想要避免染后头发太快褪色，那就要记得在染发后的 48 小时内不要洗头喔！这时因为颜色还没稳定，太快洗发容易冲掉附着于头发内

层的染剂。而刚染完发这几天洗头的时候一定会发现冲水时颜色稍微有点掉落，其实这是因为多余染剂残留于发丝表层上的缘故，洗过几次之后就不会有这种情况发生了。所以记得黄金 48 小时不洗头，是让染过的头发颜色更加稳定的第一步。

2. 平时洗发＋护发要以"护色"为主

日晒紫外线的伤害，以及氧化或者吹风的热伤害都会损伤发质，而若毛鳞片呈现张开的状况，颜色更容易流失。所以染后的发品选择要以保湿度较佳且含有锁色（护色）因子为主，这样可让染后的发色维持更久，而染后秀发的光泽度和色彩饱和度也较佳。

3. 染后勤护发

染后的护发保养不能不做，每周 1 ~ 2 次以护色发膜做深层护发，让染后颜色不流失。爱爱我会趁洗澡时涂上护发霜，并停留 5 ~ 10 分钟后冲洗，做好每天的基本护理，再固定到专业美发沙龙进行深层护发，这样不仅可以让染发后的发色更持久，还可以让发质看起来更健康光泽有弹性喔！

LOVE'S 洗发＋护发产品

- **A.** **巴黎卡诗菁纯护发精油**：花漾浪漫大马士革玫瑰融合温馨小苍兰香味，含有珍贵的精油成分，修护力好且渗透快速，可以当洗发前的护理精油，洗发后可作为吹整前的基底护理，很多功能的一款护发商品。
- **B.** **巴黎卡诗护色液**：含有护色成分，染发后使用可以避免头发发色太快氧化变色，可让染发后的颜色和光泽更持久。爱爱我会随身携带小瓶装，感觉到发尾干燥时可以补擦。
- **C.** **哥德式 Qufra 染后护发凝露**：深层的护发发膜商品，染发后我会用它来加强护发，刚染完发初期每天使用效果会更好。
- **D.** **欧舒丹 Masque Mask**：迷人且舒服的香气是我迷上它的原因，香味真的很让人放松，质地是触感清爽的凝胶乳状，适合健康发质使用，让护发也能变成一种美好的享受。
- **E.** **fino 高效渗透护发膜**：含七种美容液精华成分，能从发根深入渗透到发梢，搭配浓郁的质地和宜人的香味，针对受损发质的修护效果超级好，用一次发质就能大大改善。

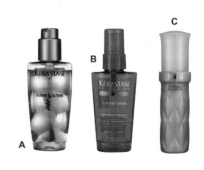

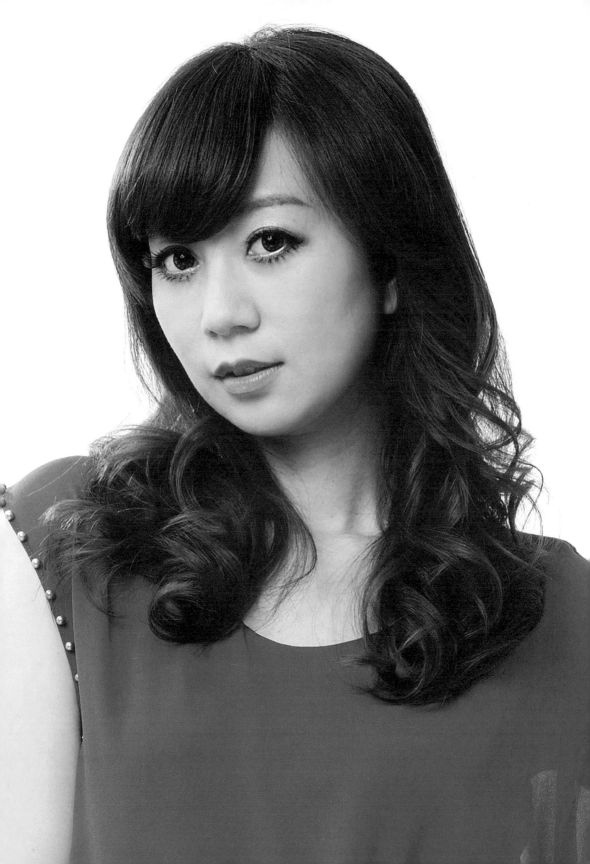

CHAPTER 3

4 大抢眼彩妆，
甘辛风格随你变

减龄 10 岁童颜女孩妆

代表艺人／少女时代**允儿**

没有多余的颜色，却让人有浑然天成的美人颜，减龄彩妆的重点就是"越清淡越好"的自然系裸妆，不要以为裸妆很简单，它反而是所有彩妆里面比较难呈现的，既要看起来没什么妆感，又要让肌肤很漂亮水嫩又透白，眼妆自然又有神，重点就在小技巧里面！想当童颜美女，让你和同龄的朋友站在一起就像是"妹妹"吗？那你一定不能错过这章节的介绍啦！

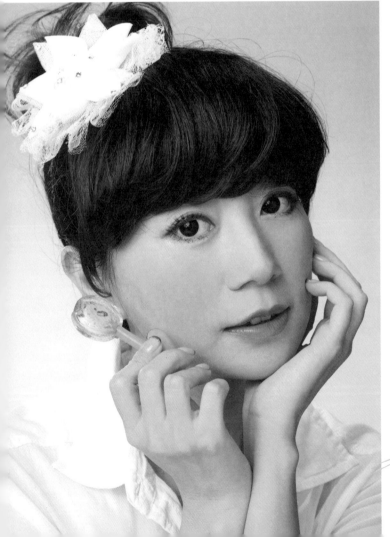

MAKE-UP ITEM

- **A.** 饰底乳：IPSA 净透控色乳 # 粉红
- **B.** 薄透粉底：citta by Roger 心颜清透丝滑粉底液 #02
- **C.** 蜜粉：IPSA 自律循环蜜粉 #02
- **D.** 眉粉：INTEGRATE 立体三色眉粉盒 #BR631 咖啡色
- **E.** 染眉膏：MJ 焦糖魔法眉睫两用膏 # 浅咖色
- **F.** 眉笔：1028 美眉持色画笔 # 亚麻色
- **G.** 咖啡色眼线笔：花娜小姐眼线胶笔 # 咖啡色
- **H.** 眼影：INTEGRATE 天使晶瞳眼影盒 #BE332
- **I.** 假睫毛：Dolly Wink 假睫毛 #13 俏皮公主
- **J.** 腮红：LAUNDREE 杜拉丽 cream cheek base# 04
- **K.** 口红：ZA 晶透光感唇膏 #07

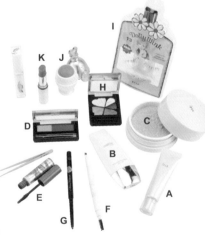

Step by step

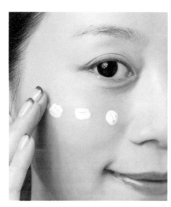

1 做完妆前的基础保养之后, 先检视自己肤色不均或暗沉的地方, 轻轻点拍擦上 A 修饰肤色, 用量不需要太多也不用全脸都涂上, 以免造成厚重感, 泛红肌肤可以使用带点绿色的饰底乳, 肤色蜡黄可以使用紫色系的饰底乳, 而粉红色系的饰底乳则可以提升好气色, 增加红润感。

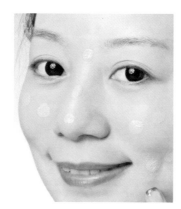

2 全脸点上适量的 B, 颜色的选择以接近肤色为最自然, T字部分的粉底用量要比脸颊更少, 这样可以打造出比较清透且不易脱妆的妆容。

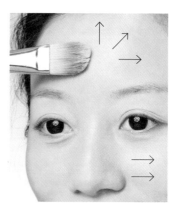

3 两颊由内而外地推开粉底, 再来依序是额头、鼻子和下巴, 可以使用粉底刷或者用手指、海绵推开, 用手指可以让妆容更服帖, 用海绵推开可以让妆容更扎实, 而用粉底刷则可以让底妆更薄透且自然, 先大范围打底, 再来修饰比较细节的部分。

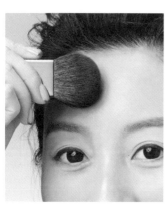

4 刷完粉底之后再用 C 做定妆大范围地刷上, 而针对比较容易脱妆的 T 字部位作加强, 使用蜜粉刷刷上蜜粉的妆感会比较清透且自然。

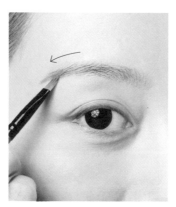

5 想要比较自然的眉形, 可以先用眉刷沾取 D, 由眉尾开始做描绘, 自然地依照眉形刷上眉粉即可, 不需要强调明显角度和线条 (以免显老气), 如果眉形有缺角可用眉笔来补齐。

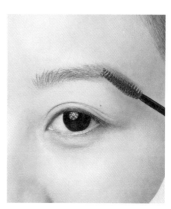

6 配合发色来选用适合的 E, 让眉毛的颜色和头发颜色一致, 会让妆容看起来更加自然且协调喔!

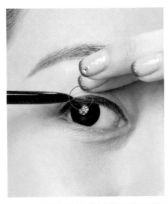

7 内眼线的位置就在于睫毛根部翻开眼睑那"白白"的区块，为了要顺手且好画上内眼线，可以稍微用手指腹翻开上眼皮，再用滑顺好推开的 G 轻轻描绘就大功告成。

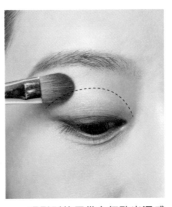

8 眼影则使用带有细致光泽感的 H 加强眼神的层次，由睫毛根部往上画叠擦，画出若有似无的层次感。

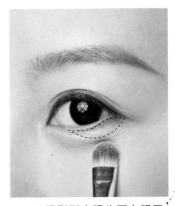

9 下眼影则由眼头画向眼尾，距离下睫毛根部约 4mm 调画出明亮小卧蚕（自然裸肤、亮泽淡粉咖啡色系），卧蚕和眼袋是不一样的喔！卧蚕是指眼睛下方微笑后的肌肉突起大约 4 ~ 6mm 的带状隆起，但是下眼眶的凸起就是会显老的眼袋啰！

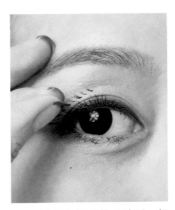

10 选用自然型的 I 睫毛，长度跟自己原本睫毛差不多的即可，为了增加浓密度，爱爱使用"下假睫毛"，反过来贴就变成上睫毛啦！加强了眼神的深邃度，却不会让妆感太浓且老气。。

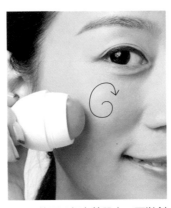

11 使用 J 打在笑肌上，可以创造出肌肤由内而外透出来的光泽红晕感，妆容也会比较服帖，建议在粉底后蜜粉前使用，完妆后要使用膏状腮红，使用"轻轻拍点"的少量多次方式上妆，可以创造出完美显色的腮红。

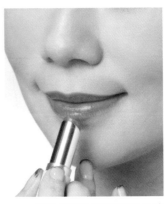

12 唇妆就以润泽度高的 K 涂上，以轻薄、透明的妆感为主，可以选择和原来唇色相近的唇膏，让整体显得有精神及好气色，就大功告成啦！

Love's Tips

不晕染的**内眼线技巧示范**

轻轻画上一笔眼线，整个人的神韵都完全不同了，画眼线的效果真的可以媲美整形呢！大家都知道这个道理，但相信很多人不爱画眼线的原因是因为"怕晕染"，早上漂漂亮亮地画上眼线出门，还没到公司就晕开变成熊猫眼，真的让人很困扰。

其实只要掌握以下几个化妆小步骤就可以让你眼线不晕染喔！

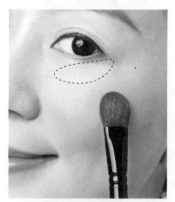

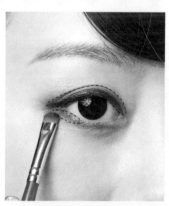

MAKE-UP ITEM

下眼睑扑上蜜粉
- **A.** 蜜粉：laura mercier 眼部专用蜜粉
- **B.** 眼线胶：INTEGRATE 甜美色线浓密笔型眼线胶 #BK999

叠上咖啡色（同色系）眼影粉
- **C.** 眼影：1028 布朗尼眼妆盒

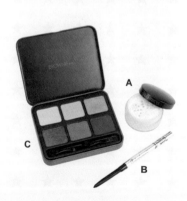

1 在画上眼妆前可以先用笔刷沾取较多量的 A（一般蜜粉也可以，但眼睛肌肤比较干燥的可以使用眼部专用蜜粉），在下眼睑的地方做好"防护墙"，等全部眼妆都完妆之后再以刷子扫掉多余蜜粉，一来如果深色眼影粉掉下来也不怕，二来也可以预防之后的眼部彩妆晕染喔！

2 画上眼线 B 的部分使用同色系的 C 再补强，由眼影粉质层叠在眼线上面，可以让你的眼线外出一整天都不易晕染脱妆。

童颜必备！
俏丽清爽丸子头

简单易学的丸子头可以说是最百搭发型中的首选，不管是春夏秋冬哪个季节，要帅气还是甜美，只要先扎出基本的丸子头，即可搭配不同的发夹和饰品来创造出不同的变化！这么好用的丸子头，你一定要学起来！

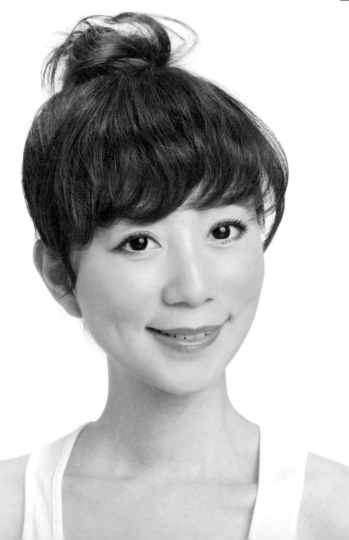

Front

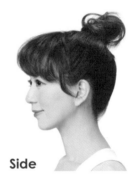

Side

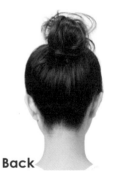

Back

准备工具

玉米须夹、橡皮筋 1 根、中型电卷棒、小黑夹数支

Step by step

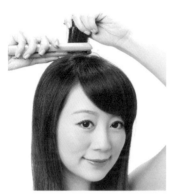

1 　在发根处先用玉米须夹夹出稍微的蓬度，让头形看起来更完美，尤其是后脑勺比较扁塌的人，这步骤一定不能少。

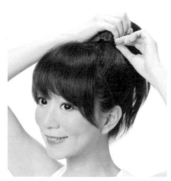

2 　把所有头发往头顶的最高处梳顺整理后绑成一个高马尾，位置最好就落在头顶的中央，高马尾的感觉会比较有朝气喔！

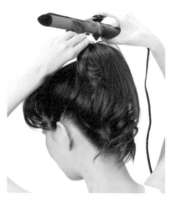

3 　固定好马尾之后，再用电卷棒将马尾的头发分区夹卷，创造出比较蓬松且多发量的感觉。

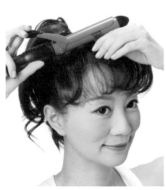

4 　刘海的部分也依序分区夹卷出弯度。

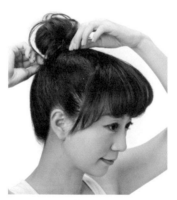

5 　最后再将马尾的头发扭转出丸子的造型后用小黑夹固定，这时候可以依照想要呈现出的感觉决定丸子头的大小，调整到自己看得顺眼就行啦！

有求必应**好感女人味妆**

代表艺人／**梨花、徐若瑄**

　　精致立体的陶瓷肌底妆、无辜无压力的大眼睛、性感裸色嘟嘟唇，男生喜欢的美女和女生喜欢的美女长相大不相同，这真的是蛮奇妙的一种情况（笑），而有没有一种女生的妆容是男生女生大人小孩都喜爱的呢？综合所有亚洲受欢迎的女星妆容，所有的彩妆秘密都将在这里揭开，想要一个男女通杀的有求必应妆吗，跟着画就对啦！

MAKE-UP ITEM

- **A.** 粉底液：肌肤之钥光缎粉底液 #BF20
- **B.** 遮瑕：IPSA 自律循环遮瑕组
- **C.** 粉饼：ZA 凝致亲颜粉饼 #PO10
- **D.** 眼影：LUNASOL 日月晶采光透美肌眼影 #Beige 01
- **E.** 黑色眼线胶笔：INTEGRATE 甜美色线浓密笔型眼线胶 #BK999
- **F.** 咖色眼线笔：MJ 眼线笔 #BR611
- **G.** 上睫毛：Dolly Wink#2 甜美女孩
- **H.** 下睫毛：Dolly Wink#14 花漾女孩
- **I.** 修容：GIORGIO ARMANI 丝光立体脸彩盒 # 05
- **J.** 唇蜜：BY TERRY 唇蜜 # 01

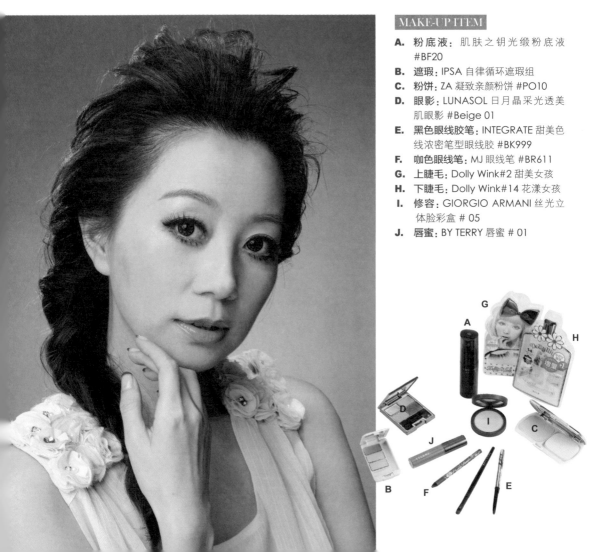

Step by step

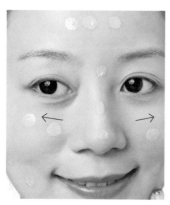

1 无瑕的陶瓷肌妆感选用以稍具遮瑕力和保湿效果优的粉底乳 A，由内往外，由大面积的地方开始推匀。

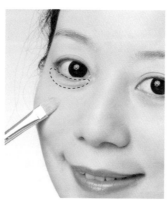

2 使用 B 遮盖住黑眼圈或者小痘疤等肤色不均匀之处，可以选多色一组的遮瑕膏来调和出最适合自己的肤色遮瑕。

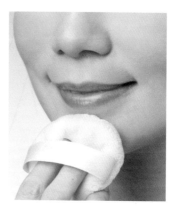

3 肤况好的时候使用一般蜜粉＋蜜粉扑定妆即可，但肤况比较不好的时候，会使用的法宝是 C 搭配长毛蜜粉扑加上粉饼定妆，不会掩盖掉肌肤光泽。

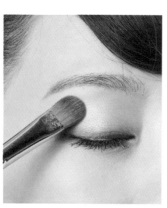

4 眼影刷沾取 D 打底色，刷在上眼皮处提亮眼皮，感觉上会比较有精神。

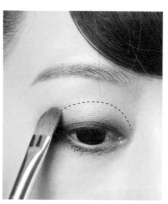

5 找出眼窝的位置，在这里叠擦上 D 中间色可以创造出立体感，晕染到这里就完成中间色的部分。

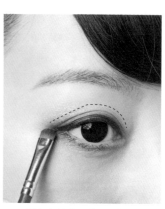

6 重点色的范围就以双眼皮褶线为主，加强的范围以越靠近睫毛根部越深，作出渐层的晕染。

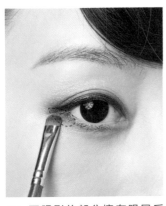

7 下眼影的部分擦在眼尾后方，而眼尾后面记得也要叠上眼影，可以让双眼看起来更深邃更大。

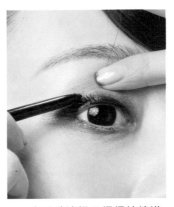

8 内眼睑选择 E 慢慢地填满，外眼线选择 F，描绘的范围可比平常画黑眼线再略宽即可。

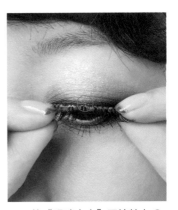

9 从"眼睛中央"开始粘上 G，再来调整眼尾的部分，最后再对准眼头做适当调整即可。

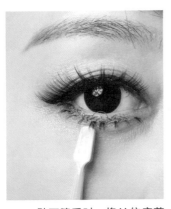

10 贴下睫毛时，将 H 依序剪成一段一段的，取单一小株假睫毛，依照个人眼型顺着眼睑弧度粘贴。如果想要有娃娃般的大眼，可以在离下睫毛根部约 1～2mm 的距离贴上，适合拍照使用。

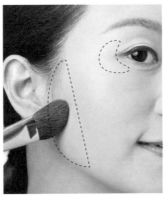

11 使用 I 在眼睛外侧 C 字区做加强修饰，让肌肤看起来隐约闪亮；使用不带红色系的 I，加强在发际线和腮帮子比较明显的地方，由外向内地刷上修容粉。

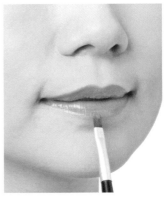

12 选择 J 这种裸色系唇蜜，以无珠光的透明唇蜜来营造出自然澄净质感，不抢过眼妆。

Love's Tips

黑眼圈和痘疤消失，**完美遮瑕术**

遮瑕膏的重点是做局部的修饰，一般来说质地都会比较浓厚，建议可以使用刷具来搭配使用，遮瑕力会比直接用手指来得好喔！而黑眼圈和痘痘（或者痘疤）应该是最多人的困扰，针对黑眼圈的遮瑕，要先了解自己的眼圈是咖啡色的还是青黑色的。

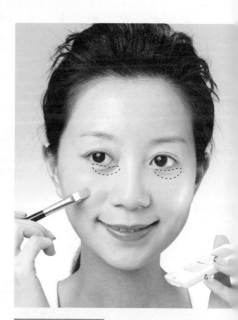

分辨眼圈颜色
* 咖啡色眼圈——使用 A 黄色或者偏橘色调的暖色调遮瑕用品
* 青黑色眼圈——使用 B 带点粉红色系的冷色调遮瑕用品

如果觉得搞不清楚自己的眼圈颜色，或者是混合型的黑眼圈，爱爱建议你可以选择"深浅色或多色一组"的遮瑕用品来调出最适合自己的颜色使用，且性价比也最高。

不同肌肤类型要选择不同的遮瑕品
* 干性肌肤：可选择 C 液状或乳霜状的遮瑕品，比较不容易产生遮瑕后的干燥纹。
* 油性肌肤：可以选用 D 霜状或者膏状的遮瑕品，可以避免因为出油而产生脱妆情况，让遮瑕效果大打折扣。

依照不同的部位，选择不同遮瑕品
* 眼周部位：肌肤比较薄又干燥，如非必要平常爱爱我使用的遮瑕品会以液状为主，虽然遮瑕力没办法达到 100% 的效果，但也比较不会让眼周肌肤干燥产生细纹，而平常出门也似乎不需要 100 分的遮瑕，就看个人习惯的彩妆选择啰！
* 痘痘或痘疤的遮瑕：使用遮瑕刷具沾取遮瑕膏以少量多次的遮瑕方式会比较容易达到效果，对于凸起来的红肿痘痘遮瑕，可以使用颜色稍深一点的遮瑕膏，避免用浅色，以免越遮越明显。（当然，长痘痘的时候不要上妆是最好的，让肌肤好好地休息吧！）

MAKE-UP ITEM

A. 遮瑕粉：INOUI 双色遮瑕组 # 偏黄橘色调

B. 遮瑕膏：肌肤之钥遮瑕膏 #PO 偏粉色调的冷色系

C. 遮瑕笔：娇韵诗 CLARINS 新一代苹果光笔 #00

D. 遮瑕膏：CAMERA READY CONCE Smashbox ALER

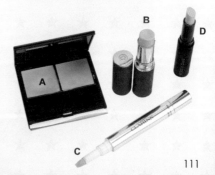

搭配发型

好感度爆表！
优雅气质名媛风

　　名媛风格的发型以优雅气质型居多，重点是要露出饱满且明亮的"额头"，额头部位又俗称"天庭"，是彰显一个人气色与精神的最主要象征，是以古代人所说的天庭饱满代表着财富与贵气，属于运势极佳的名媛好命面相。所以，适时露出你的额头，说不定会有意外的收获喔！

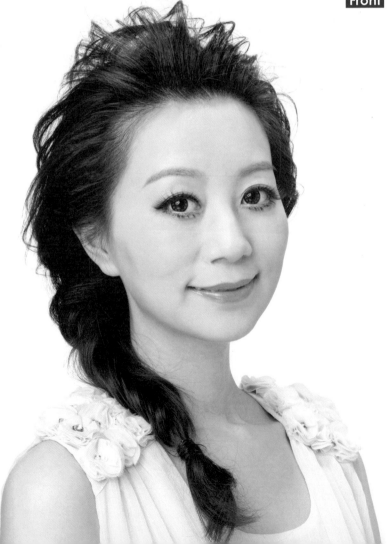

Front

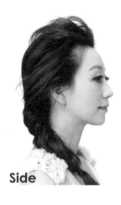

Side

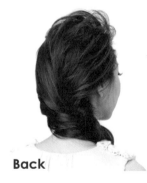

Back

准备工具

尖尾梳、鸭嘴夹、橡皮筋 1 根、定型液

Step by step

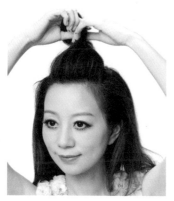

1 由眼角往上延伸，将额头前区块的头发先梳拢且分区，发根用尖尾梳先刮蓬，让它有支撑度，扭转之后用鸭嘴夹固定起来。

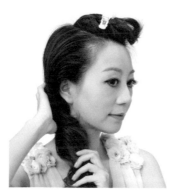

2 把剩余的头发往侧边梳拢，稍微抓出蓬度，不要收太紧。

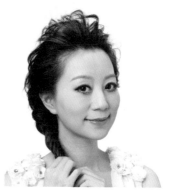

3 再把侧边的头发做成三股辫，编成一条辫子。

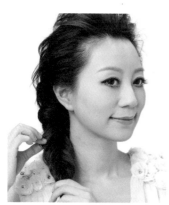

4 固定好辫子之后，再用手把辫子拉出蓬松的线条感，这个步骤很重要，太紧密的辫子会让你不小心飘出村姑味。

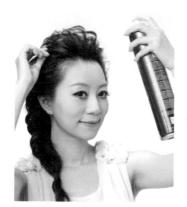

5 刮蓬打底过后的刘海只要轻轻地往后拨出弧度就好，重点是要用定型效果好的定型液往后固定住，以免出门不到5分钟刘海就散乱了。

韩风华丽感 **Party** 妆

*代表艺人／少女时代***泰妍**

　　很久以前流行着极细＋高角度的挑眉，代表人物之一非郑秀文莫属，当时真的每个人都会画上高挑眉喔！而现在如果再把这种眉形画出门，不仅跟时代潮流有明显落差，整个人都像是老了 5 岁一样大NG！其实不管流行怎么走，选择一个适合自己的基本眉形最重要，眉形选得好立刻变年轻，而韩星引领起的"一字型粗眉"是目前最流行的，堪称演艺圈中的"经典玉女眉"，画了这种眉形，真的立马大婶变小姐！

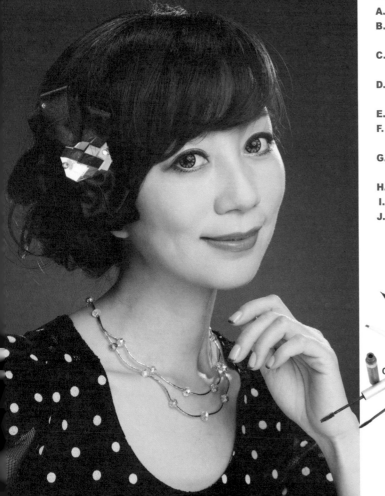

MAKE-UP ITEM

A. 眉笔：1028 # 咖啡

B. 染眉粉：BEAUTY BUFFET Brown & Liner Kit

C. 眉睫两用膏：MJ 焦糖魔法眉睫两用膏 #BR333 香草焦糖

D. 眼线液笔：INTEGRATE 绝不手震极细眼线液笔

E. 眼线液笔：兰蔻 LINER PLUME（粗）

F. 睫毛膏：MJ 恋爱魔镜超激长魔法睫毛膏 # 黑色

G. 睫毛膏：MJ 恋爱魔镜魅惑光感睫毛膏 # 黑色

H. 下睫毛专用膏：elite 迷你睫毛膏

I. 烫睫毛器：松下

J. 口红：SK-II COLOR 上质光丰润持色保养唇膏 #422

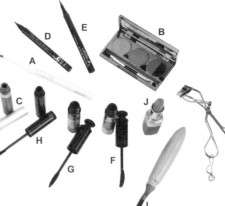

Step by step

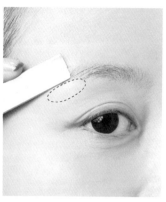

1 先从眉毛下缘开始修除，将细小杂毛刮除干净，用修眉刀由上而下刮除多余细毛。

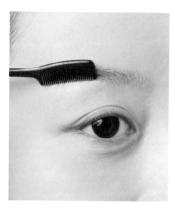

2 再用眉刷梳顺，将比较长的眉毛稍作修剪，尽量不要动到眉峰，这样可以保持比较自然的眉形。

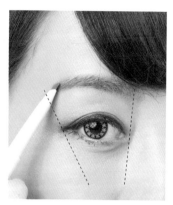

3 找出自己的眉峰，用 A 将眉峰到眉尾的部分先描绘出眉形，眉尾的长度不超过鼻翼跟眼尾的延长线处。接着用 B 轻轻刷上眉粉。

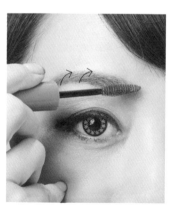

4 使用接近发色的 C，先由眉尾开始做"逆刷"的动作，然后再顺着眉毛的眉流"顺刷"回去，沿眉头→眉中→眉尾方向刷即可。

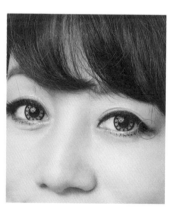

5 往眼尾的地方用 D 平拉出 5mm 左右长度的眼线，再慢慢地把宽度加宽。

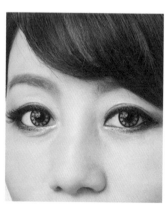

6 如果想尝试全框式的猫眼眼线妆，就要使用妆效比较犀利的 E 来呈现，下眼线描绘出比较细致的线条，细细地画上眼线框住全眼下眼睑。

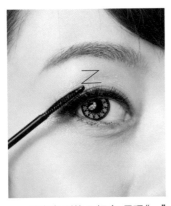

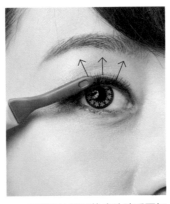

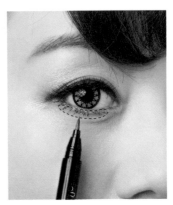

7 以纤长型的 F 打底,呈现"一"字形往上刷,再使用浓密型的 G,由睫毛根部以"Z"字形刷。下睫毛使用专门刷下睫毛的 H 以"Z"字形往下刷。

8 可搭配 I 利用热度让睫毛更加卷翘飞天,而视情况可以反复再刷上睫毛膏。

9 如果没什么下睫毛,可使用 D 顺着眼睛来轻轻描绘,记得下手要轻也不需要画太多根下睫毛(约 5 ~ 6 根)。

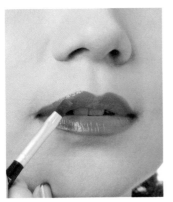

10 使用唇线笔先描绘出嘴唇的轮廓之后,再涂上带点辣椒红的 J。

LOVE'S TIPS

让双眼闪闪动人的好帮手

其实这步骤真的很简单,但却又非常有效果。只要在眼头下方(眼睛的前 1 / 3 处),轻轻刷上淡色系的眼影粉,就可以瞬间让眼神变得闪闪动人,而如果刷上含有亮片的眼影粉或眼线笔,效果更加明显,不仅自然让眼睛柔和地放大,还有种闪闪惹人爱的无辜感呢!而画上比较重色系的烟熏妆时,也可以利用打亮眼头这步骤来中和过于浓重的妆感。让眼神充满迷人魅力的小秘诀就在这里喔!

Love's Tips

圆形、斜形**基本腮红示范**

　　腮红是彩妆步骤中，可以立刻让人感觉到好气色的一个非常重要的步骤，拍点腮红马上让人显得有精神又让皮肤更显白皙喔！而腮红的颜色种类繁多，可以分为霜状、膏状和液状，还有最常见的粉状腮红。一般来说，除了粉状腮红是在底妆完成后使用之外，其余剂型则在上完粉底，扑上蜜粉定妆前使用（也有可以在完妆后使用的膏状腮红）。而使用手法上，少量轻点才不会破坏底妆。建议除了粉状腮红之外，最好都在底妆后就先使用上腮红啰！

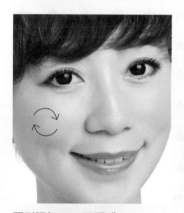

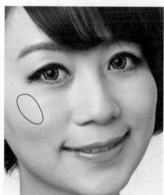

MAKE-UP ITEM

- **A.** 腮红：INTEGRATE 绝色魅影 红颜亮彩腮红 # RD310
- **B.** 腮红：Jill Stuart 甜心爱恋颜彩盘 # 110
- **C.** 腮红：MJ 粉嫩魔法腮红 # RD414
- **D.** 腮红：GIORGIO ARMANI fluid sheer#18

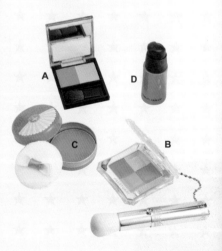

圆形腮红——可爱感

先微笑找出脸上的笑肌（笑起来最凸显的位置就是笑肌），使用 A 或 B 的浅色做好大范围以"之"字形刷上。在笑肌的顶点位置，使用 B 较深色处，将腮红刷刷毛直立，用画圆的方式画上腮红，即可完成可爱感腮红。

斜形腮红——成熟感

从太阳穴的位置，以"之"字形往下画，先做腮红打底的步骤。在两颊较宽的地方，使用 C 或 D，同样以"之"字形斜刷，这步骤必须从两颊内部往外画，才能画出知性感。

放电韩系美人！
少女时代华丽花苞头

　　有别于日系发型，韩系美女利用简单而有造型的编发，配上华丽的发饰，立刻可以达到吸睛效果喔！而不同的发饰搭配出来的感觉也截然不同，发饰真是简单换造型的好帮手呢！

Front

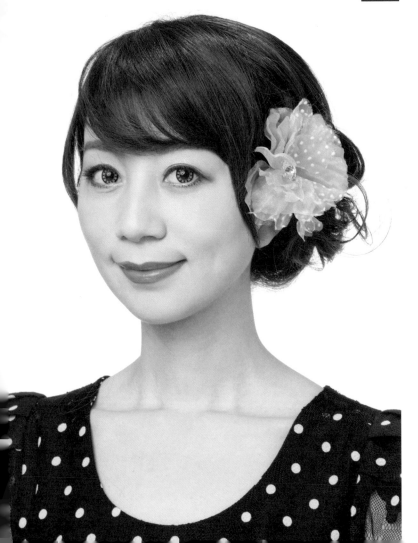

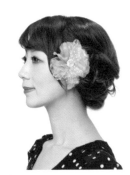

Side

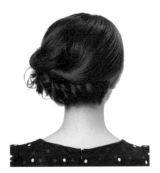

Back

准备工具

刘海卷、黑毛夹或者 U 形夹、可爱发饰

Step by step

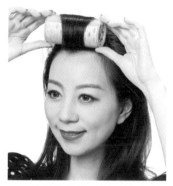

1 趁着化妆的时候，爱爱最常把前面的刘海全部卷起来，除了可以避免刘海影响到化妆之外，最重要的是还有蓬松定型流海的功能，等妆化好了，刘海也卷出了迷人的弯度。

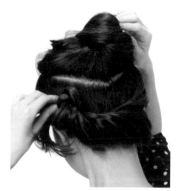

2 将头发分成上下两区，上层先把头发固定起来，将下层的头发以 4 股编发，由右向左侧编发固定（这部分真的比较需要练习，如果刚开始不顺手也可以先利用"扭转固定"的方式，将下层头发收到侧边）。

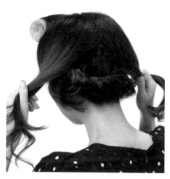

3 把上层的头发分成左右两边，分别收至左侧扭转固定的位置，分别固定这两边的头发。

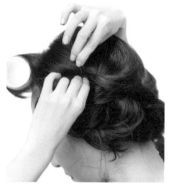

4 固定的同时也可以调整头发的弧度和位置，最恰当的固定位置就在耳朵上方附近（这时可运用黑毛夹或者 U 形夹来做固定），花苞头很快就完成啰！

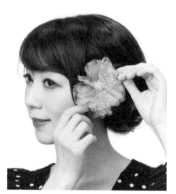

5 依照个人喜好可以夹上发饰，不同的饰品也可以创造出不同的感觉，是一款很实用的发型，很多韩国女生都爱这种侧边花苞头。

OL 夜晚**性感超杀电眼**

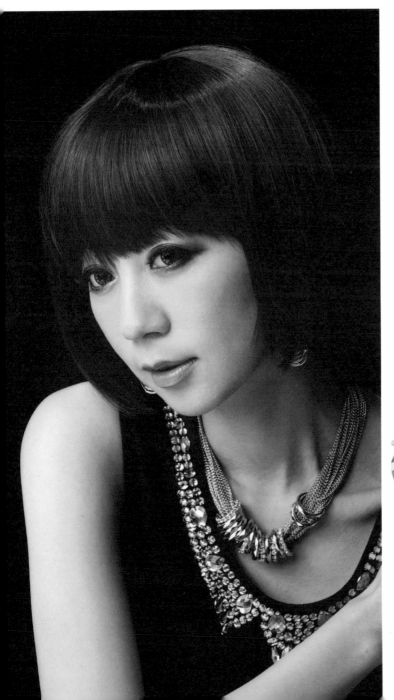

代表艺人／**李孝利**

　　眼妆可以说是所有彩妆步骤里面最重要的，好的眼妆让你不必开口眼睛都会说话，如何创造一个眼波流转的灵动大眼是每个女生都要努力研究的功课，今天就运用最精简的步骤，让你轻松拥有杀死人的电眼！

MAKE-UP ITEM

A. 打底眼影：SK-II 眼影 #41

B. 眼线笔：兰蔻立体大眼防水眼线笔 # 高调黑金

C. 假睫毛：D-up BrownMix 心机美形假睫毛 #913 亮泽丰盈款

D. 眼影：ZA 潮炫倾心眼影 #03 Icy Smoky

E. 唇蜜：NARS 绝世丰唇蜜 #Coeur Sucre

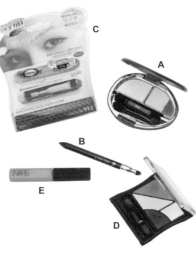

Step by step

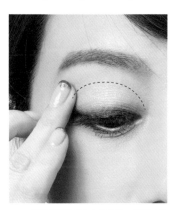

1 用指腹沾取 A 打底，范围从睫毛根部到眼窝上方处，眉骨下方这个位置。

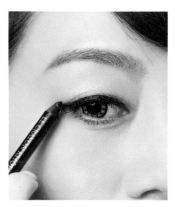

2 使用含细致亮片的 B，沿着眼睛画出 5 ~ 8mm 的眼线调整眼形，让眼神看起来更加有女人味。

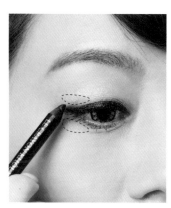

3 下眼线同样以眼尾拉长打造利落眼神，记得眼后那三角区块要填满，然后再稍微晕染开来，让线条变成眼影般的烟熏感。

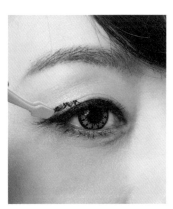

4 在眼尾 2 / 3 处加强粘上 C，搭配上假睫毛在眼尾的妆效，能够适时表现出利落且性感的眼神。

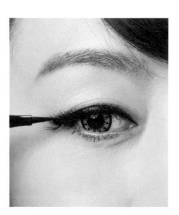

5 再以眼线液加强整体眼妆的修饰，能让眼妆更加持久不脱妆，黑色眼线液还可以再创造出比较明显的层次感。

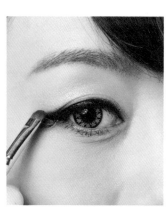

6 用眼影刷沾 D 做眼尾晕染，下眼影的交会处要细心晕开，柔和一下线条，让眼妆自然有放大感。

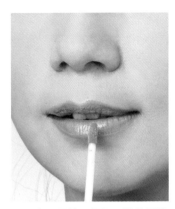

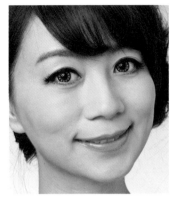

7 白天唇妆，颜色可以使用饱和度比较高的 E，让双唇有立体水润的好气色。

8 烟熏的颜色变化很多，除了常用的黑色、咖啡和灰色系之外，夏天也可以用点宝蓝色，让脸上的彩妆随着季节变换无穷。

LOVE'S TIPS

修出 Angelababy 般的小巧脸蛋

拥有精致小巧的脸蛋，不管是拍照还是在现实生活中都比较吃香，其实只要掌握脸的提亮部分和阴影部分，就可以让自己的脸形变得更小巧喔！

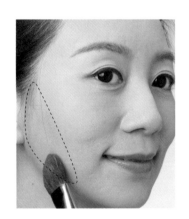

★ STEP 1 擦完粉底之后，可以使用比肤色深 2 色号的粉底，使用在脸的外侧轮廓处，由外而内地慢慢将修容粉底推匀之后就完成了。这个步骤的重点在于必须把颜色推匀，避免和原本的底妆造成明显的色差。

★ STEP 2 利用粉末状的产品做脸部修容，算是比较简易的方式，只要用修容粉沿着发际线的轮廓，稍微刷出阴影感即可达到小脸目的，而大家最在意的腮帮子部位，也是顺着脸部轮廓由外向内刷上修容粉。原则上就是"想要变小"的地方刷上修容粉就对啦，而修容也不要太贪心，刷太多修容粉可是会出现"络腮胡"喔！

Love's Tips

浓淡烟熏妆变奏曲

　　如果晚上下班之后有活动，不管是聚会或者要到夜店玩耍，都可以利用白天的基本小烟熏，加强几个重点立刻变身派对名模妆容喔！

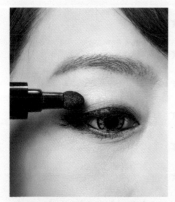

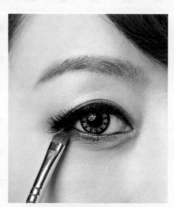

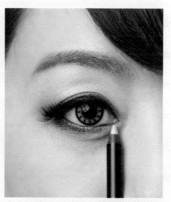

1 可以随身携带 A，利用上面的刷头直接沾取眼影做加强的晕染效果，晕染范围可以加大至眼窝处，让眼睛的立体度更加明显。

2 加强下眼影，而下眼影也可以画出比白天略宽的范围（大约 3 ～ 5mm），重点一样在于眼尾处的晕染（也就是眼头最浅→眼尾最深）。

3 猫眼般性感的眼神，最重要的就是用 B 打亮眼头，画的部位就是眼头前的＞字部位，线条不用太粗，只要在眼头 1／3 处稍微画上一点银色系眼线，让眼睛有为之一亮的感觉。也不会让人感到眼妆太沉重，这是提亮夜晚妆容最有效果的步骤之一，如果想要更加闪闪惹人爱的风格，也可以再叠上一些细致的亮粉眼线。

MAKE-UP ITEM

A. 眼影笔：Bobbi Brown 绽亮炫彩眼影笔 # 黑色
B. 眼线笔：Solone 防水眼线笔 # 银色

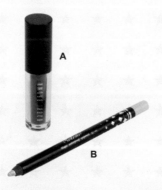

搭配发型

超自然！
冷艳酷劲短假发

　　巧妙地运用假发能够让你的造型变换多端，我想每个女孩都一样，长发女孩总想做短发造型（反之也一样，短发女郎总是羡慕长发多变化），这时候假发就派上用场啦，而戴假发时最担心看起来"不自然"或者是戴上假发头围忽然变得很大（因为真发没塞好），所以在这节，爱爱要教大家假发如何轻松戴又不会被发现的方法喔！

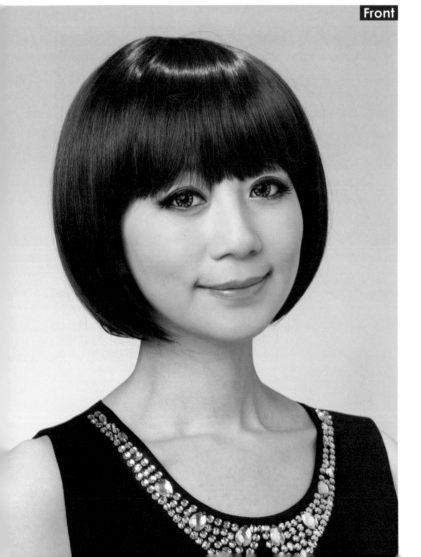

Front

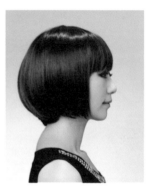

Side

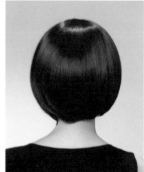

Back

准备工具

假发 1 顶、发夹

Step by step

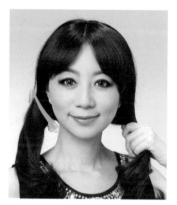

1 首先先把所有头发分成左右两区。

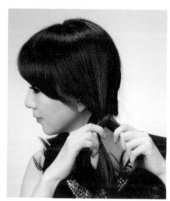

2 分区之后，左右分别绑成三股辫的辫子收好。

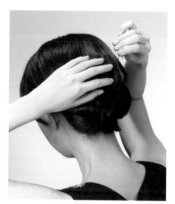

3 再将辫子用发夹固定好，固定的地方就在枕骨下方（后脑勺处），太高会显得假发不自然，太低活动又会变得不方便。

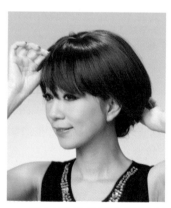

4 以右手固定住假发前端（以额头为固定的中心点）然后戴上假发，后面要包住整个辫子固定处（将所有头发都塞进假发里面）。

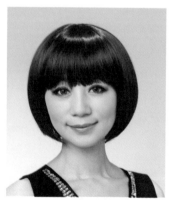

5 最后再来调整假发的刘海和旁边的长度，稍微梳理之后就完成了最时尚的 Bob 头短发啰！

LOVE'S TIPS

怎样知道自己适合哪种假发款式呢？多试戴才能找出适合自己的假发，而运用局部的发片则是造型上的好帮手，大家可以放开心胸地多尝试一下。而假发的发色，我个人比较偏爱咖啡色系的自然款，选择太黑的黑发搭配起来比较需要多费心去打理，至于材质方面要选择真发还是人造发，就看大家的预算啦，真发当然是最贵的（但它可以上卷还可以洗发），人造发洗得不好，看起来会有点假假的。如果第一次尝试假发，爱爱会首推局部发片（如刘海或者半顶式的假发），玩上手之后你一定会爱上这种千变万化的感觉啦！

午间休息及夜晚的**完美补妆法**

早上出门精心打造完美妆容，可是不到中午妆就花啦！这该怎么办呢？身处在气候比较潮湿炎热的台湾，再加上都市的空气污染严重，一出门没几个小时发现妆已经花掉，真的很麻烦。

应肤质补妆，靓丽一整天

这也是很多女生不化妆的原因，其实要维持一整天的妆容完整并不困难喔！只要把握几个彩妆重点，就可以让你很简单轻松补妆，美美地度过一整天呢！不脱妆的基本功就是基本保湿保养一定要做足够，让肌肤充满水分之后不仅不需要太多的粉底用量（底妆越清透，越不容易脱妆），也可以有比较好的持妆效果，而容易出油的人可尽量以粉质彩妆品取代霜状彩妆品，妆前做好保湿工作，就可减少脱妆现象发生喔！

一般来说比较容易脱妆的部分，就以大面积的底妆为主，在视觉上占了大部分的面积，想当然一脱妆或浮粉就会感觉很明显，而依照皮肤类型的不同可以分为"出油性脱妆"和"干燥性脱妆"，这两种状况的补妆方法也不太一样喔！

吸油面纸用得多不如用得巧

吸油面纸是快速补妆的好帮手，脸部出油一旦增加会让原本的底妆开始溶解脱落，肌肤就会容易变得暗沉，而使用吸油面纸在出油各处轻压，然后再压上蜜粉或粉饼就能很轻松地补完妆。

不过，吸油面纸使用的次数并不是无上限喔！必须根据肤质状况斟酌使用，毕竟油脂是肌肤天然保护膜，不可以完全没有，而干性肌者使用过多吸油面纸，只怕会越吸越干，当脸部没有足够油脂抓附底妆时，妆容会很假，像一层面具般的也不行喔！

LOVE'S 推荐小物

吸油面纸：艾杜莎、无印良品、EH&日本吸油面纸，这几款都是我用过纸质细致、触感佳的吸油面纸。选择吸油面纸要以"吸油不吸水"的方向来选择。Bobbi Brown 的吸油面纸组（含镜子＋吸油面纸）是外出时候的好帮手，贴心附上镜子的设计，可以随时检视脸部的妆容，要说唯一的缺点，就是吸油面纸的补充包真的太贵啦！

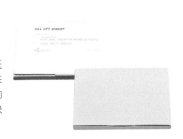

出油性脱妆

　　选择比肤色亮一个色号的底妆，这样油性肌才不会到了下午之后容易显得肤色暗沉。

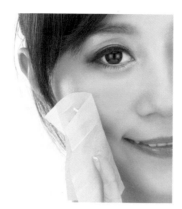

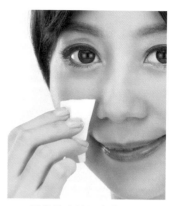

1 底妆因出油而形成的脱妆，首先用吸油面纸轻轻按压，拭去多余的油脂与脱落的底妆。

2 用化妆水沾湿海绵之后，将全脸的余粉用按压的方式推均匀，再擦上比平常亮一个色号的粉饼或者是蜜粉轻轻按压补上底妆，这样就完成啰！

干燥性脱妆

　　因肌肤本身或者是长期待冷气房而造成肌肤干燥，容易造成底妆有浮粉不吃妆的情况。

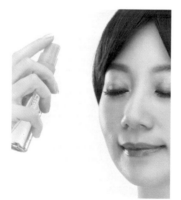

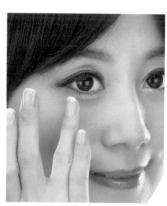

1 可用保湿喷雾喷脸补充水分和保湿因子，再用双手轻按脸部，等保湿喷雾吸收。

2 使用妆后可以补擦的保湿凝胶来加强容易干燥的部位，用手指轻轻拍点上，等保湿品完全吸收后补擦上滋润度较高的底妆用品（粉底液），或者再薄薄扑上一层保湿蜜粉就完成啦！

必备万能补妆小工具

化妆包里有几项补妆工具是绝对不能少的喔！像棉花棒、小海绵、粉扑、吸油面纸、蜜粉饼、镜子、护唇膏、保湿喷雾等，都是补妆时的好帮手。而液状遮瑕笔最适合当作随身补妆小法宝，除可遮盖眼周脱妆与嘴角暗沉之外，更可在打亮五官时使用，建议容易脱妆的人可以随身携带液状遮瑕笔以备不时之需。

偷师名模的 3 分钟超简单 SOS 补妆法

　　勤补妆是维持美丽妆感的不二法门，有的时候趁着 3 分钟的小空当随时检查一下脸上的妆容，可以避免尴尬发生，这个方法爱爱我可是在工作的时候，偷师某位名模学习到的简单补妆技巧。

　　可以准备这 3 个美妆小物放在身边，需要的时候马上可以派上用场。

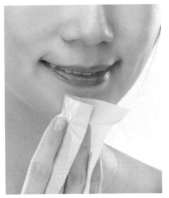

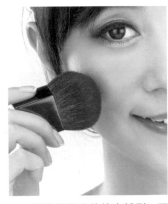

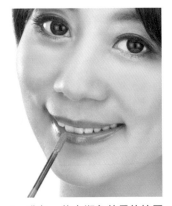

1 油性肌肤可以使用吸油面纸先吸掉脸上多余油脂，而干性肌肤可以使用面纸（如果有流汗，需要先擦掉汗水，没有则可以省略）。

2 随身携带完妆的蜜粉刷，不需要另外沾粉，利用早上刷子内剩余的蜜粉则足够，由容易脱妆的鼻子部分为中心往外刷开。

3 准备一款有润色效果的护唇膏或唇蜜，快速地帮嘴唇补上好气色。（以上步骤大家熟练之后，动作快一点的话大约 60 秒搞定啦！）

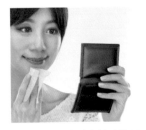

爱爱我会选择有附上镜子的吸油面纸组，吸油补妆的同时也可以随时检查脸上的妆容是不是干净漂亮喔！

这步骤除可在脸上补上适量的蜜粉之外，还可以有点抛光的效果，让底妆看起来更加服帖，也不会有愈补妆愈厚的顾虑。

仿如刚上妆般的完美 10 分钟补妆全攻略

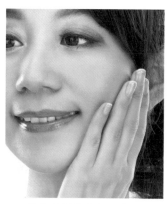

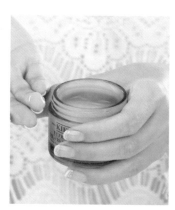

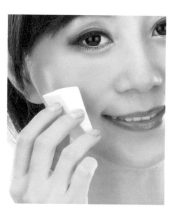

1 先将全脸补上保湿喷雾化妆水，再用手掌心稍微按压之后，拿出面纸轻轻印干脸上水分。

2 视肌肤情况，在干燥的地方补擦上无油的保湿凝胶，或者完妆后专用的补湿产品，记得手法不要以涂擦的方式，这样很容易会造成脱妆，应该用"少量多次"＋"轻轻拍点"的方式，用无名指指腹轻轻补上保湿品。

3 再用湿海绵轻轻将底妆和保湿品推到贴妆（融为一体）为止。

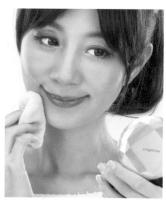

4 再用蜜粉扑补上粉饼或蜜粉，就会让底妆看起来像刚上完妆一样清新。

立刻向恼人的熊猫眼说再见

　　一整天下来眼妆最容易有状况的就是眼线和睫毛膏晕开啦！远看真的像是熊猫眼呢，这时候可以准备"棉花棒＋护唇膏"来解决这个窘境，先用棉花棒沾护唇膏之后，利用油脂的滋润度清除眼线的晕染状况，不仅可以快速擦掉晕染的眼线或睫毛膏，还有滋润的效果喔！

　　之后再补上粉饼。另外建议大家随身携带一盒不含珠光的咖啡色眼影，可以用来补花掉的眼妆之外，还可以当成眉粉补眉毛或者是当成眼线，很万用。

唇部干燥脱皮的补妆法

有时候擦了一天的唇膏下来之后，唇部发生干燥脱皮的状况真的很尴尬，又需要跟人近距离面对面的时候，就要利用护唇膏来 SOS 一下。

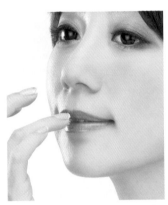 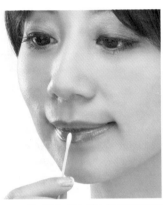 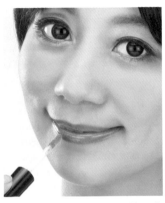

1 先在唇上厚厚敷上护唇膏，等 30 秒~1 分钟。再用无名指画圈按摩 20 ~ 30 秒。

2 然后用面纸或棉花棒擦干唇部，就会发现恼人的小脱皮已经瞬间神隐。

3 补上保湿性比较好的护唇蜜就可以美美见人啦！

化妆前多一道手续，避免脱妆的困扰

因为当你皮肤保养好的时候，自然而然底妆会愈用愈少，相对也比较不容易脱妆，除了保湿之外，加强角质层的护理可以得到立即见效的效果呢！所以爱爱我推荐，在妆前保养之前多一道"角质护理"的程序，可以让后续的妆容持久力更上一层楼。

妆前保湿产品

citta by Roger 沁心润泽角质平衡露：含有温和不刺激的乳酸成分，可以轻松调理肌肤的老废角质之外，还有保湿的效果，让皮肤感受到清洁却又保湿的双重享受，一周只要使用 1 ~ 2 次，就能轻松完成角质调理，让后续保养能发挥最大的效果。而如果想要让底妆的妆容更加服帖及不易脱妆，也可以在上妆前多一道手续，使用沁心润泽角质平衡露，将老废角质去除再进行后续保养，之后就能在上妆时呈现完美的妆容喔！

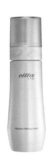

爱爱
同场加映

BONUS
上妆后脸还是水嫩嫩的保湿法

BONUS.1　让脸部随时补充水分的法宝

缺水是出油的一大原因，所以补妆时可以先使用保湿产品来增加肌肤的湿润度。保湿喷雾的用法有许多种，可以是很大范围使用，在距离脸部 20 厘米的位置，将保湿喷雾喷洒至全脸，轻微以指腹按压后，再以面纸吸干。

另一种则是针对小范围脱妆（最常见的是鼻翼处），作为湿润清洁肌肤用，使用喷雾将海绵喷湿后，在脱妆处轻推可以清除多余油脂与彩妆，最后再涂抹上粉底液、粉饼或蜜粉就行啦！

BONUS.2　上妆后还可以使用的保湿秘技

完妆后还能随时擦上脸当成保湿凝霜的产品，是最近在日本很受欢迎的保养品喔！这类商品都会比较强调以无油脂的凝胶为主，所以如果手边没有这类商品的话，也可以使用无油保湿品来充当完妆后的保湿品，少油脂的成分能避免使用后脱妆，还可以调和在粉底液里面，让底妆可以更加薄透又贴妆。

LOVE'S 推荐小物

上妆后保湿产品

A. Kiehl's 科颜氏高保湿清爽啫喱面霜：无油脂的产品，也可以调和在粉底里面使用，让底妆薄透又有水嫩感。

B. 艾杜莎豆蔻保湿水精华：专为完妆后的皮肤保湿所设计的产品，质地很清爽湿润，不会影响到原本的妆容，一擦就立刻可以舒缓干燥的状况，使用时要少量多次，用指腹轻轻拍在干燥处就行啦！

补妆保湿喷雾

C. 艾杜莎保湿化妆水：含保湿成分不会越喷越干，小瓶装的包装很适合随身携带。

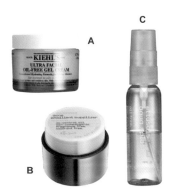

BONUS.3　杀手级法宝，云雾般的保湿喷雾器

常常有朋友跟爱爱说，每次用保湿喷雾补妆时真的很怕把妆容给搞砸了，但是又很想要帮肌肤补充水分时该怎么办呢？如果你也有相同困扰的话，不妨试试看这类美容保湿喷雾仪器吧！

保湿化妆水经过纳米保湿喷雾仪器的出口时，水分子已经被雾化成非常细致的喷雾，这种喷雾喷出来的水分子，感觉就像你去山上玩耍时所遇到的"云雾"层一样，喷在脸上不会感到有水滴状的感觉之外，脸上又能马上感受到保湿水汽喔！对于很担心一不小心手残毁掉精心打造的妆容，又想帮肌肤补水的女孩可以试试这款好物，喷着喷着，可是会上瘾的呢！

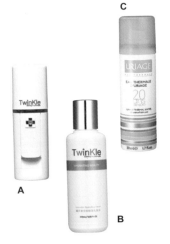

LOVE'S 推荐小物

保湿喷雾

A + B.　Twinkle 魅惑机 + 薰衣草保湿化妆水：含有保湿成分及薰衣草香气的化妆水，利用喷雾机让水分子更加细致，喷上之后完全不影响妆容（喷雾喷出来的感觉，好像走在雾里面一样），补妆的神奇好物。日本女生几乎人手一只美容保湿喷雾仪，随时随地都可以使用。

C.　依泉舒缓保湿喷雾：喷出来的水分子非常细致，非常适合有上妆的时候使用，完全不会破坏妆容，而且有镇静、保湿的效果，不会刺激皮肤，也很适合敏感肌使用。

LOVE'S TIPS

如果皮肤出现小过敏状况，爱爱也会喷一些医美品牌的保湿喷雾，即使红肿时喷都不会刺激，减少多余的保养品，反而有助于皮肤的恢复。

Beautiful Gril
爱爱的补妆和定妆小小解惑室

Q 保湿喷雾会带走彩妆?

A 补充保湿喷雾的时候请选择清爽且不会太过滋润的,可以选择补妆专用,或者是比较偏水性的保湿成分,这样比较不会造成妆感被融化的状况。而且喷雾的喷头很重要,有的喷头可以把保湿喷雾的水分子变得很细致,这样可以很均匀地喷洒在脸上,不太会让妆容被影响。喷雾的使用距离要离脸部大约 20 厘米,再对着脸部的上方喷洒喷雾(不是直接对脸狂喷),让喷雾缓缓落在脸上,这样不仅可以让肌肤补充水分,也不用担心妆容被破坏。

Q 两用粉饼和蜜粉(饼)的差异,哪款好用?

A 两用粉饼是属于粉底底妆的一种,具有良好的遮瑕效果;蜜粉(饼)则是用来定妆,主要作用是固定底妆,妆效会比较薄透自然。
两用粉饼及蜜粉饼都适用于中性肌和油性肌,而干性肌肤的人使用这两款产品前,保湿打底的步骤一定要加强。使用两用粉饼时,当海绵上的水分越多,使用后在肌肤上的妆感就会越薄透,而相对的干擦遮瑕效果就会越好。而如果使用含有珠光效果的蜜粉饼,也可以用来打亮脸部 C 字部位的肌肤,让妆容更有立体精致的光泽感喔!

Q 使用两用粉饼和蜜粉的补妆技巧?

A 只要把握一个大原则,如果完妆是用两用粉饼定妆,补妆就用两用粉饼补妆,定妆是用蜜粉饼定妆,补妆就用蜜粉饼来补妆,虽然不是说 100% 绝对性,但是以整体的均匀度和薄透感而言,这样补妆会比较美!使用两用粉饼要注意的一点,如果海绵有用湿擦的话,补妆时一定要用干的那面的海绵先把脱妆出油的部分推开,再使用吸油面纸轻轻吸附油脂,接着使用湿擦的海绵补妆。使用蜜粉饼补妆,则是使用短毛粉扑或者蜜粉刷子来大面积补上蜜粉,这样妆容会比较自然薄透。

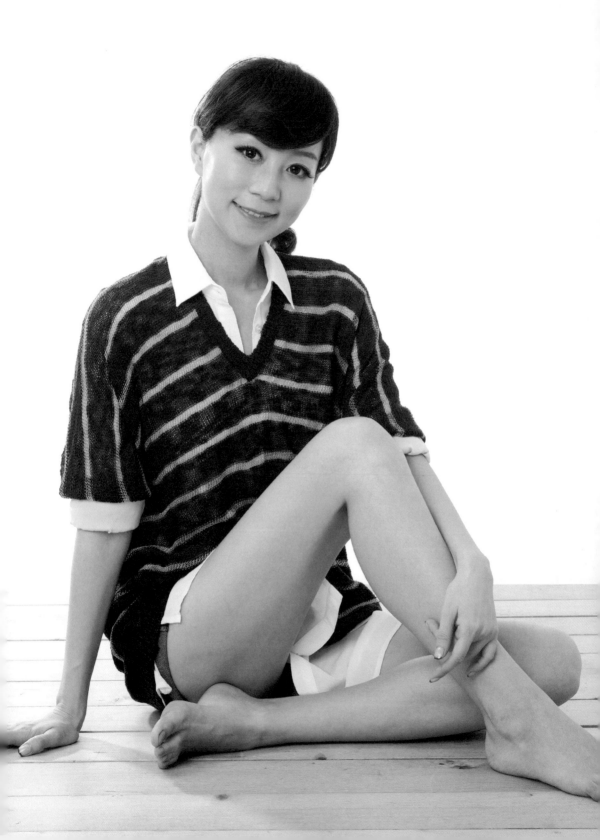

CHAPTER 4

享受生活又不发胖，
爱爱由内而外变美的秘诀

利用生理 4 阶段变美变瘦，自然散发光彩

相信一般的女生提起"生理期"这件事总没有好心情，除了每次大姨妈报到前就像是被猪附身般的容易暴饮暴食之外，情绪也容易变得不稳定，其实女性更要利用独有的生理期，好好调养身体变漂亮喔！

善用女性的美丽荷尔蒙威力

每回到了生理期前，除了比较暴躁易怒（好，我承认我有），皮肤状况更是一落千丈，平时感觉自己肤况还不错，但是在生理期前所有的感觉都会整个大推翻，总之这就是"女性荷尔蒙"的威力啦！

只要是女生都应该了解自己的身体构造，从青春期开始，我们的身体就会分泌女性荷尔蒙，从这时候女孩们就要开始好好保养肌肤啦！

女性荷尔蒙是一种活性物质，从青春期开始会让我们身体产生曲线的变化，每个月的排卵和生理期都是受荷尔蒙的影响，女性荷尔蒙分为两种："雌激素"和"黄体素"。

雌激素又称为"美女荷尔蒙"，能够促进胶原蛋白增生，还可以滋润肌肤，让身体全身上下看起来都水亮亮的，而雌激素分泌的高峰是从生理期后至排卵期前，这时期我们女生皮肤状况最饱满水润的时期，也是最充满女性魅力的一段时间呢！

而过了雌激素分泌的高峰之后，掌管下一个时期的荷尔蒙就是"黄体素"，这段时间容易导致身体水肿和心情低落，肌肤也容易变得粗糙暗沉。

人体是不是很奥妙呢？尤其是身为女生，虽然比较辛苦，每个月都要承受这个周期循环，但是这是身为女生的幸福之一，只要了解自己的身体周期，就可以依照每个不同时期来做好保养和饮食的调整，让你愈活愈年轻美丽喔！

顺应生理状态，跟着爱爱呵护自己就对了！

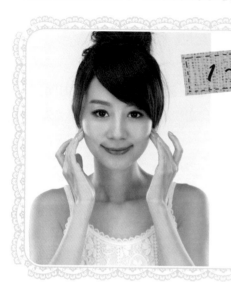

1 ～ 7day **生理期／排毒期**

❶ 肌肤状况：防御力弱，容易敏感、干燥，色素沉淀和黑眼圈比较明显。

❷ 身体状况：体温比较低、血液循环不好、抵抗力比较弱的时期，容易出现经痛、头痛和拉肚子等状况。

❸ 心理状况：全身无力、提不起劲、容易忧郁、心情郁闷。

注重身体保暖＋提高肌肤的保湿度

1. **肚子敷暖暖包**：身体不适的时候可以在肚子上面敷上暖暖包（或者热水袋），多喝热的饮料温暖身体，或者穿着要注意保暖（不要露出肚子），双脚容易冰冷也可以穿上保暖度佳的袜子。以前都觉得肚子敷热水袋很像老人才会做的事，但是后来发现提高腹部温度可以暖化骨盆深处的子宫和卵巢，还可以让雌激素在下次分泌的时候更加顺畅和活跃喔！于是现在都会乖乖地帮肚子保暖啦，毕竟这可是最天然的美肤之宝呢！

2. **避免喝冷饮和吃寒性的食物**：例如生菜沙拉或饮冰品，多摄取会让身体感到温暖的食材，例如热黑糖姜茶等。

3. **以"单纯保湿"来作为主要的保养**：可以选用精华液含量高的保湿面膜加强保湿，循环不好的时候也可以搭配精油按摩来加强脸部循环。

4. **5分钟泡脚**：可以在睡前采用，水温大约40度左右，对于温暖身体及放松情绪很有帮助喔！

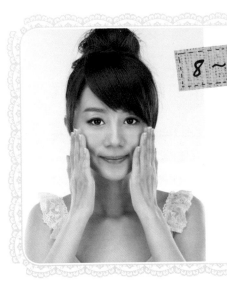

8 ～ 14day 美肌水亮期

❶ 肌肤状况:水润、紧致有光泽的美好时期。

❷ 身体状况：代谢快速、状况极佳，适合减重瘦身。

❸ 心理状况：心情愉悦、精力旺盛、态度积极且抗压性较强的时期。

这时期可以积极尝试
新的保养品＋减重瘦身

1. **很适合积极的瘦身减肥**：这个时期身体代谢恢复正常，也不容易产生水肿状态，是效果最好的时段。

2. **加强美白保养**：在生理期结束之后的第一星期（滤泡期），由于雌激素分泌增加，肌肤状况较稳定，是很适合集中火力美白的好时机。

3. **安排按摩课程、果酸换肤医美疗程**：想尝试新的保养品或者是医美疗程，可以安排在这段日子里面体验，事半功倍。

4. **多参加联谊**：状况最好的这段期间，单身的朋友不妨趁现在去认识新朋友吧（笑）！

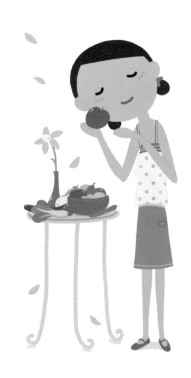

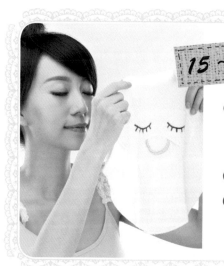

15 ~ 21day 外油内干期

❶ **肌肤状况**：肌肤表面看起来油脂增加，会有油亮感，但肌肤内部则是比较干燥缺水的时期。

❷ **身体状况**：容易产生水肿和便秘。

❸ **心理状况**：容易累积负面情绪，心情易感到沉重和脆弱。

MUST DO！ 肌肤不好不坏的时期，肤况渐渐走下坡，为了迎接下一个时期，要先好好 HOLD 住肤况！

1. **温和去除多余油光和老废角质**：因为黄体素的分泌开始增加，肌肤容易有看起来油腻但却干燥的问题产生，务必加强肌肤滋润度。

2. **饮食选择清淡且高纤维的食物**：身体方面开始比较容易水肿和囤积养分，容易发胖的时期，多摄取海藻或者菇类都是很不错的选择喔！

3. **多做温和的运动**：例如伸展运动或者是瑜伽等比较和缓的运动，且晚上也要多休息，千万别熬夜喔！

4. **多做可以消水肿的穴位按摩**：爱爱我自己也会在这时期做全身或者脚底按摩舒压兼放松。

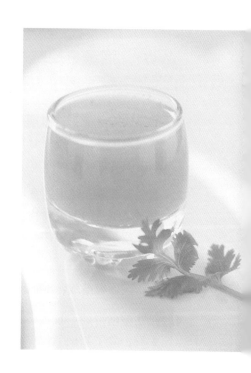

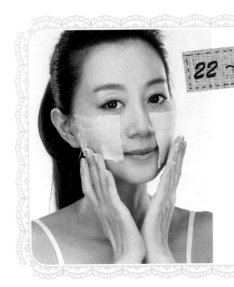

22 ~ 28day 经前容易冒生理痘

❶ 肌肤状况：皮脂量分泌增多，容易长出痘痘，斑点看起来也更加明显，是皮肤最多状况的一个时期。

❷ 身体状况：体内排水的机能变差了，很容易有浮肿的状况，便秘且食欲大增，容易腰酸背痛且胸部胀痛。

❸ 心理状况：情绪不稳定，脾气暴躁。

 ### 泡澡＋控制饮食消水肿，避免使用刺激性强的保养品

1. **泡澡放松一下**：这时期是肌肤状况最不稳定的时期，容易有浮肿、不容易上妆的状况发生，而一不好好保养就会迈入"显老好几岁"的窘境，泡澡不仅可以消除恼人的水肿，泡澡时敷上滋养面膜，也可以让脸部肌肤看起来更加光滑喔！

2. **避免摄取高卡路里的食物**：可以多摄取帮助消水肿的高钙饮食，也可以多吃红豆，都是很不错的消肿食物。而香蕉含有钙、镁、维生素 B_6 和色氨酸，可改善经前水肿及疲累感，不妨多吃。另外多摄取含有维生素 C 的食物，也可以预防黑色素的沉淀。

3. **咖啡因适量摄取**：咖啡因过多会让 PMS（经前症候群）的症状加剧，宜适量摄取。

4. **预防痘痘形成**：成人痘好发于下巴、脸部轮廓等部位，形成的原因多半是荷尔蒙失调，除了基础的保养要确实做好之外，更应该依照这 4 个不同的时期做足重点保养。如果还是没办法改善，建议可以前往皮肤科做咨询和治疗，通常会有很不错的效果。

LOVE'S 推荐：美肌补充饮品

A. Miss Petite 轻松来四宝铁：喝起来没有中药感，很好入口，除了生理期不要饮用之外，其他时间一天一瓶，可以帮助身体补充铁质和营养喔！

B. Miss Petite 高浓度胶原蛋白饮：每天睡前喝一瓶，轻松补充胶原蛋白，肌肤睡醒后更加明亮。

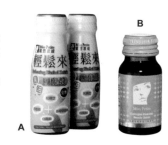

LOVE'S 生理期爱用面膜产品

平常爱爱我常敷的面膜以保湿面膜为主，这几款都是用了好久的最爱款，大家可以依照个人预算及需求来做选择喔！

C. 爱丽小屋 OH MY GOD 生理期暖宫贴：很有趣的缓解痛经贴，贴上之后感觉有被疗愈到了。
D. 黛珂 AQMW 全效拉提面膜
E. Holika Holika 顶级蜗牛面膜
F. 爱丽小屋 Etude House 蜗牛凝胶面膜

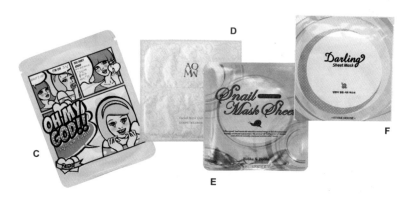

LOVE'S TIPS

因为女生很容易被荷尔蒙影响到心情和判断能力，因此如果有"重大事件"要做决定，千万避开生理期，例如，工作上的重大变动 & 和男朋友分手之类的。因为这时候常常会被鬼附身（笑），如果事后后悔可就麻烦大了！（是说，和男友一个月分手一次真的很糟糕啊！）

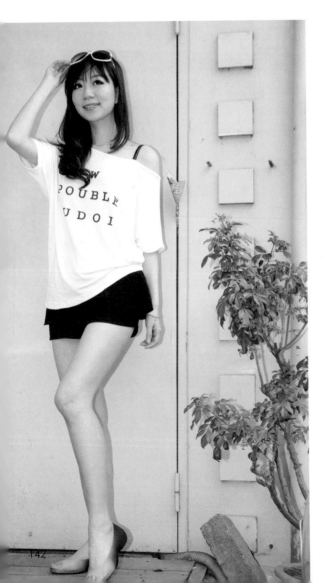

Beautiful

一周瘦2KG，6大私房
瘦身果汁食谱大公开

肥胖不是病，但胖起来要人命！在这个单元里说的减肥，我们不如称之为"体重管理"比较恰当。肥胖是引发疾病的万恶之首，很多慢性病的诱发原因都是因为过度肥胖，大家不可不慎啊！

改变观念，打造易瘦体质就这么简单

说出来也许大家会觉得惊讶，台湾的胖子居亚洲之冠，这一点都让人开心不起来啊！（这也难怪爱爱我在台湾买衣服都可以买S号，到了韩国和日本，通通升级为M号啦！）胖不仅影响到健康，也会让人看起来更显老态且很难买衣服，要遮肚子、遮屁股又要遮手臂大腿，选来选去只有阿拉伯式的宽松大长袍比较适合啦（晕）。

而台湾人胖子比例比较大的原因，爱爱观察了身边的很多朋友（不要揍我，出书就是要出卖朋友的啦），不外乎这几项：

戒不掉重口味的饮食习惯

我承认我也爱吃麻辣锅，但是我会限定自己 1 ~ 2 个月才能吃一次这类"违禁品"的重口味食物（麻辣锅、烧烤、咸酥鸡等），完全不吃对自己真的是太残忍，而且可能会失去朋友。如果有时候太勉强自己，一旦食欲大爆发反而无法收拾。再加上台湾特有的"夜市文化"，好吃到让人流口水的麻辣大肠、面线、鱿鱼羹、葱油饼、臭豆腐等夜市美食，其实都算是重口味且比较缺少营养的食物，虽然好吃但记得也不能天天吃哟！

每天在夜市觅食，想成为瘦子简直是不可能的任务啊！

 不爱喝白开水，就爱喝摇摇杯

香香甜甜的果汁茶饮，里面有充满嚼劲的粉圆珍珠和果冻，这谁不爱啊？但是这种"奢侈品"久久来一次是人道的，天天来一杯可是会出人命的啦！

一杯摇摇茶（例如珍奶）它的热量将近等于一个便当，而且里面没有什么营养可言，就是一堆糖分和身体不需要的化学成分，这样你还要天天喝吗？从今天起要少喝含糖的饮料，摄取太多的糖类不仅容易发胖，身体也容易因为糖化反应而变得衰老喔！如果要喝，就选择无糖的绿茶或者清茶，不仅养生又健康。

如果有时间真的建议大家亲自烹调新鲜食物，这样让身体吃起来饱足又没负担感，或者选择用餐的种类以"清淡、少油、少盐"为原则，避免煎炸类的烹调方式，爱爱就建议大家聚餐可以选择日式料理、涮涮锅或者意式料理（当然避免点奶油酱和焗烤类）。

一天摄取 3000ml 的水分，扣掉睡眠的时间平均起来大约每小时必须喝 150ml 左右的水，上班时不妨随身放个装满水的马克杯，可以随时补充水分，如果觉得水没味道不好喝，那也可以挤几滴柠檬汁在水里，让白开水更好入口之外还可以补充维生素 C 呢！

早上睡醒后马上喝一大杯水可以唤醒身体，并且立刻补充身体在睡眠时所流失的水分，促进肠胃蠕动。

爱爱吃不胖的 4 大独家秘诀

几个用餐顺序的小改变，就可以让你拥有让人羡慕的易瘦体质喔！

1 水果不要饭后吃，餐前吃才是王道

相信很多人都喜欢"饭后吃水果"，这似乎是我们从小养成的习惯，但其实如果可以改成"饭前吃水果"，会更具有养生意识。

水果含有丰富的纤维质和酵素，如果在餐前吃不仅可以增加饱足感，酵素也会发挥最大的功效，帮助促进新陈代谢。饭后马上吃水果，食物在肠胃里面已经发酵了，所以根本无法吸收水果的养分和酵素，只是更容易引起胀气和打嗝罢了，无法发挥水果的功用真的好可惜。从今天起不要饭后吃水果，不然餐与餐之间的间隔吃水果也行喔！

2 慢慢吃，细嚼慢咽不发胖

很多人吃饭犹如一阵急惊风，一个便当不到 10 分钟立马嗑光。其实爱爱观察了身边比较胖的友人，吃饭通常有这种急乎乎的情况。东西吃到肚子里面太快速的时候，不仅没有经过充分咀嚼会难以消化，饱食中枢需要反应的时间都还来不及做出"饱"的反应时，你又已经吃下太多的东西啦！

所以说，如果"饿过头"真的会不小心吃太快，因此也会变胖。细嚼慢咽不仅可以好好地品尝食物的美味，还可以让我们的大脑适当发出"饱了"的信号，自然而然就不会有吃太多的情况发生，也就不容易发胖啦！

3 用餐请先喝汤，再吃主餐，最后才吃淀粉类

这里说的汤，是以不勾芡的清汤为主，改变用餐顺序（其实就是西式吃法），先喝下大量的蔬菜汤汁后再吃蔬菜、鱼肉等蛋白质食物，最后才是吃淀粉类喔！而用餐数量按照蔬菜类最多、蛋白质适量、淀粉类最少的大原则，其实怎么吃都不会乱发胖。

这方法很灵，所以每次看爱爱我常吃大餐吃到饱，也不会乱发胖就是秉持着这个原则喔！

4 少碰精致加工食物，以天然新鲜食物为主食

虽然精致甜点、泡面是我的最爱，但是为了健康和窈窕，也要默默让步的啊！尤其是泡面，半夜熬夜赶稿时来碗热乎乎的泡面真的是人生的一大享受，但是吃完高热量又高盐分的泡面，隔天起来就会体认到"脸肿"的苦恼和空虚感了。至于甜点只要选择没有反式脂肪的产品，偶尔吃一下是被允许的，只是下午吃了甜点，晚餐记得要减量啊。

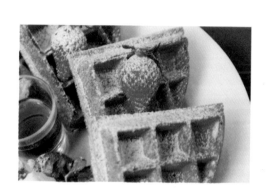

轻松瘦，一周减 2KG 不挨饿的豆浆果汁减肥法

这方法是爱爱自己亲身体验过的，尤其是在重要的时刻前（例如拍照前或者是刚从国外度假回来吃太多的时候），这一星期就会乖乖地实行。减肥最怕挨饿的我，很害怕那种只能吃两片叶子的空虚减肥餐，吃不饱跟睡不饱可是我的人生大忌（会翻桌子发脾气哩）。

豆浆搭配水果也可以变成减肥果汁

早餐新鲜蔬果汁减肥法的理论，是根据酵素营养学而来，天然的酵素好处很多，尤其对于身体代谢部分有很大的帮助，提高身体的代谢功能，自然而然就养成不容易发胖的体质了喔！

蔬果的选择可以依照季节时令来做改变，选择当季盛产的蔬果来调配果汁，不仅经济营养，自由搭配的食材又不会有吃腻了的困扰。

而豆浆对于女生来说是很好的美容食物，也因此特别加入蔬果，让大家有更多的美味选择。

豆浆的好处多多，不仅口感温顺浓醇，也可以提供优良的蛋白质，且富含大豆异黄酮的成分和维生素 E，可以说是女性的养颜圣品。豆浆可以增加饱足感，还可以调和食材的口味，搭配上新鲜水果，创造出不同的绝妙新滋味，你一定要试试看。

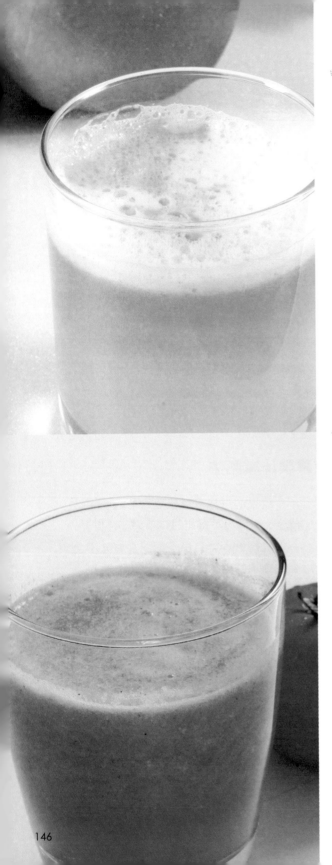

纤体窈窕果汁

功效 高酵燃脂，舒压美容

材料 | 凤梨 ……1/4 个
苹果 ……1 个
芹菜 ……1 根
柠檬 ……1/4 个
红萝卜 ……1/2 根

做法

1 凤梨去皮切块，苹果洗净切块去核（不去皮），芹菜切段，柠檬去皮，红萝卜洗净切块（不去皮）。

2 将所需材料处理好放入保鲜盒中在冰箱冷藏保存，取出榨汁，马上饮用。可不必加冰块。

食材小档案

凤梨：凤梨酵素可燃脂净化身体。
芹菜：可宁神舒压消水肿。

春漾活力果汁

功效 清废排毒，抗氧护肤

材料 | 圣女果 ……150g
冰开水 ……150ml
梅子粉 ……1 小匙

做法

1 圣女果洗净，去蒂切半。

2 和开水放入果汁机中搅拌打碎，关机前加入 1 小匙梅子粉增添酸甜的风味。

3 可不用再加冰块以免太刺激肠胃。

食材小档案

圣女果：低糖高纤含钾，利尿消水肿；含维生素 A、茄红素及多酚，可防癌抗氧化及强化皮肤黏膜，抵挡紫外线对肌肤的伤害。

粉红马卡龙

功效　养生美颜，青春抗老

材料　无糖豆浆 ······150ml
　　　　草莓 ······150g
　　　　蜂蜜 ······1 大匙

做法

1. 将草莓去蒂洗净，切块。
2. 将豆浆和草莓放入果汁机中搅拌（约 20 ~ 30 秒即可）。
3. 打好的草莓豆浆倒入杯中加蜂蜜拌匀，即刻饮用。

食材小档案

草莓：富含膳食纤维，整肠助消化，也含维生素 C、类黄酮素，可抗癌、防治心血管疾病。

豆浆：是优良蛋白质来源，富含大豆异黄酮、卵磷脂、维生素 E、铁质等，可促进体脂燃烧、细胞吸收酵素排出废物，养生抗老。

薏仁山药美肤饮

功效　帮助皮肤润泽白皙、皱纹减少

材料　薏仁 ······30g
　　　　山药 ······30g
　　　　豆浆 ······200ml

做法

1. 山药洗干净之后去皮、蒸熟；薏仁煮熟。
2. 和豆浆一起放入果汁机打匀即可。

食材小档案

薏仁：富含蛋白质及维生素 B 群，可促进体内的水分及血液代谢。

山药：含有丰富的薯芋皂，与许多女性荷尔蒙的前驱物类似，能维持皮肤弹性 。

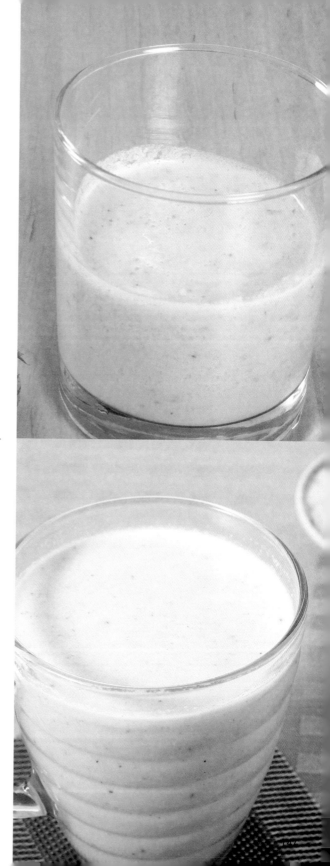

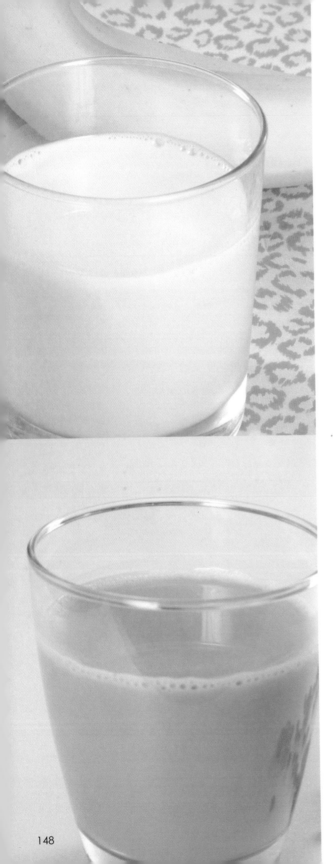

白色恋人

功效　预防便秘，消除疲劳，健脑快乐

材料　无糖豆浆 …… 150ml
香蕉 …… 150g
蜂蜜 …… 1 大匙

做法

1　香蕉去皮，切块。

2　将豆浆和香蕉放入果汁机中搅拌（约 20 ～ 30 秒即可）。

3　打好的香蕉豆浆倒入杯中加蜂蜜拌匀。（香蕉本身已有甜味，蜂蜜可以斟酌是否添加，加了蜂蜜整肠效果会更好。）

`食材小档案`

香蕉：富含膳食纤维，整肠助消化，含钾可防高血压，含镁可消除疲劳，是健脑强身的快乐食物。当香蕉皮出现咖啡色斑点时，是最香甜好吃也是营养最丰富的时候。

黑豆坚果饮

功效　健脑补血，美肌养颜

材料　无糖黑豆浆 …… 300ml
核桃仁 …… 适量（炒或烤过）
蜂蜜 …… 1 大匙

做法

1　将黑豆浆和核桃仁放入果汁机中搅拌。

2　将打好的核桃黑豆浆倒入杯中加蜂蜜拌匀。

`食材小档案`

黑豆：铁质、大豆异黄酮素含量及抗氧化能力都比黄豆高出许多。

核桃：富含多元不饱和脂肪酸、优良蛋白质、多种维生素和矿物质，可健脑益智、润肤美颜。

克服恼人的下半身水肿 5 妙招

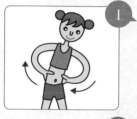

1 运动改善血液循环

促进血液循环是消除水肿的首要条件，适度的运动对促进血液循环有很大帮助。长时间维持同一姿势的人，最好能够充分利用机会和时间，如上厕所、倒茶，伸展一下身体，让血液流动。

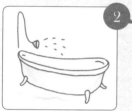

2 泡澡促进血液循环

泡热水澡可使末梢血管扩张，如此挤压到血管的力量会增加，当然静脉回送的力量也就变强，而淋巴液的循环自然顺畅起来。不妨在水中加入喜欢的香精或沐浴剂，听着音乐，慢慢将全身疲劳散发出来，此时身体也会跟着暖和起来喔！

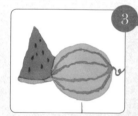

3 多吃具利尿效果的食物

有许多食物如绿豆、红豆、薏仁、冬瓜、空心菜、芫荽、菠菜、白菜、西瓜、木瓜等，都具有利尿作用，可帮助你排出体内多余水分。

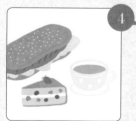

4 少吃含钠量高的食物

钠会使水分停滞在体内，不易排出，因此，有下半身水肿的人，千万要避免摄取如蜜饯、泡面、罐头食品、高汤块、咸味零食等食物。

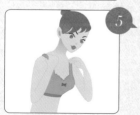

5 挑选、穿对内衣

束腹、连身调整型内衣、强调可修饰体形的内衣，其实都可能造成身体的伤害，因为它们会让血液循环变差，造成下半身水肿，如此，非但身体曲线未获得改善，反而还失去了健康呢！

吃对食材和时间，吃到饱都不怕胖

1 早餐空腹饮用当季盛产的蔬果汁

摄取富含酵素的新鲜蔬果汁，可以补充酵素，让身体代谢变好，自然能拥有易瘦的体质，而且早餐喝蔬果汁也会让排便更顺畅喔！

打完之后喝可以避免果汁内的酵素氧化，导致养分流失。此外，空腹的情况下喝蔬果汁是最好的，但如果吃了饭或者面包，最好间隔 20 分钟后再喝蔬果汁，以免影响酵素的作用。

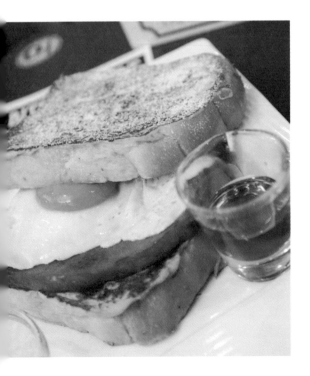

2 午餐正常吃，可以选择你想要吃的食物

午餐就选择自己想要吃的食物，不管是意大利面还是烤鱼便当、汉堡大餐都可以，辛苦工作了一个上午就好好犒赏自己一下啰！

3 晚餐魔鬼蔬菜汤吃到饱

晚餐就吃以大量蔬菜＋鸡胸肉熬煮的蔬菜汤吃到饱吧。蔬菜汤的蔬菜种类也可以依照自己的口味和季节来选择，通常爱爱我会选择卷心菜、洋葱、红白萝卜、黑木耳和各种不同的菇类来做搭配，汤底就以简单的鸡汤块来调味，吃腻了鸡汤还可以选择柴鱼或者大骨汤。

喜欢吃辣的还可以放新鲜辣椒一起煮，味道超正点的啦！而且煮起来超方便，只要事先买好食材（可以到超市买回一星期分量，趁假日把食材处理好），下班后一回到家里面把想要吃的蔬菜和鸡肉煮到熟，不到 10 分钟就可以享用这热乎乎又美味的魔鬼蔬菜瘦身汤啦！

喜欢魔芋和豆腐（豆腐也可以取代鸡肉）的朋友，也可以来换个口味喔！通常吃个一大碗肚子就已经很饱了，完全不会挨饿且能够减肥，一星期马上可以感觉到裤头小一号，而且脸蛋也变小了啦（洒花＋转圈圈），拍照立刻小一号啊！

如果觉得自己减肥好可怜，爱爱我也会把魔鬼瘦身蔬菜汤"搞得像是在吃日式高级火锅"一般来安慰自己，就当作是吃火锅慢慢吃慢慢涮一样（其实料都差不多啦！只差在万恶的"火锅蘸酱"而已），所以爱爱我建议火锅蘸酱可以使用大量的葱花、萝卜泥、新鲜辣椒、蒜头等，配上薄盐酱油和白醋就可以调出健康又美味的火锅蘸酱，减肥其实没有很辛苦啦！

4 晚上12：00之前就寝

充足且良好的睡眠有助于减肥，这点可是科学家已经验证过的说法呢！睡觉可以减肥之外，还可以让皮肤变得更加光滑细致，比擦任何高级护肤品都有效果。从今天起就改掉熬夜的坏习惯吧，大家共勉之。

5 以坚果和水果当点心

如果餐与餐中间肚子饿，可以吃一小把坚果类的食物，例如烤杏仁、核桃等，或吃一颗苹果或芭乐，都很健康又有饱足感。

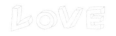

爱爱的饮食笔记，吃不胖又抗老！

☑ **早餐**
新鲜豆浆蔬果汁搭配喜爱的早点

☑ **午餐**
任选，烤鱼便当或意大利面皆可

☑ **点心**
坚果类或水果

☑ **晚餐**
大量蔬菜＋鸡胸肉熬煮的蔬菜汤

LOVE'S TIPS

★ 晚餐最好在晚上8:00之前用餐完毕，这样身体才不会有太多负担，不然太晚吃晚餐会影响到整个减肥的效果。（早餐喝蔬果汁也白费心机啦！）而睡觉前4～6小时就不要再进食啰！

★ 体重管理是必须奋斗一辈子的志业，不要感到太大的压力，因为乐在其中的减肥法才能长久。

爱美的意念战胜一切，
有外在美才可被看见内在美

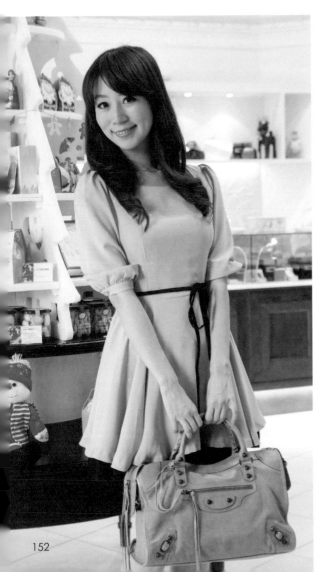

以前，大家总认为"爱美"是一件很肤浅且没有必要的事情，小时候念书时，老师们也总是强调"内在美胜于外在美"这件事。但当你真正踏入社会的时候（其实在学校亦然，只是没这么明显和现实），你才会惊觉"外在美"真的是太重要了。

"外在美"不是靠厚粉底和浓假睫毛

记得我在学校刚毕业后去参加了大型的选美活动，到总决赛时抽到的机智问答题目就是"内在美和外在美哪个重要"的八股问题。其实说实在的，能撑到最后的总决赛是不可能光凭"内在美"实现的，但是在决选台上当然也不能这么直白回答。（呵～我还想拿后冠呢！）于是我这样回答评审问题："我认为外在美是非常重要的，它能让你给大家一个很好的加分印象，进而才能有机会吸引大家去了解你的内在美。"

到现在我还是这样认为，也许你有

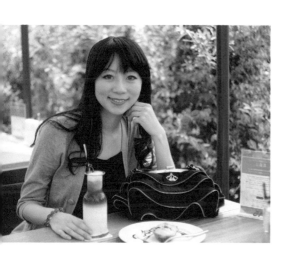

很棒的内在美可以让大家慢慢发掘，但你也要有引起别人想"发掘你""靠近你"的一个动机，不然有多棒的内在美都没人知道，那真是太可惜啦！

所谓的"外在美"不是厚厚的粉底或浓密的假睫毛抑或满街都是同样的鼻子和下巴这件事情，而是要先了解自己、接受自己，进而爱自己，再将自己原有独特的美丽（或者优点）放到最大值，相对地把自己的缺点好好修饰（有点像是隐恶扬善吧～笑），找到属于自己的美丽风格，那就能让自己愈活愈有自信，愈老愈有魅力啦！

做一个美丽又快乐的女人，大家都喜欢接近你那有多好。所以爱美并不肤浅，它是让你能够爱更多人的原动力，我爱这世界的美好。

化妆的疗愈能力和保持愉快心情

化妆的疗愈能力其实超乎大家的一般想象，如果你知道化妆对于减低忧郁有多大的帮助，一定会觉得很神奇的。《化妆的疗愈力》一书里面提到，借由化妆美化外表，能提升自尊与自我形象，减低忧郁，促进心理健康和人际关系的同时，还能提升幸福感与快乐感呢！小小的一个化妆步骤，却能够大大提升人生的幸福感，你说这性价比是不是很高呢，千万别偷懒喔！

清洁、保养和化妆的过程，刺激了我们的触觉、视觉和嗅觉，是由皮肤通往心灵的一个很好的管道，同时能更让我们感到开心、安心和放心，整个人都放松了下来，让我们有动力可以继续面对明天的所有压力，加强自信与燃起对生命的热情喔！

"保养是一种'疼惜'自己的行为，使我们把心灵的天线转向自己，变成一种'疗愈'；而'化妆'则是透过'装饰'自己，把我们的心灵天线正确地重新转向社会，带给我们'振奋'的行为。"——日本东北大学心理学副教授阿部恒之。

让自己开心的大脑美容法

大脑控制着心理和身体的状态，如果过多压力累积，会影响到大脑的压力感受器，进而容易让神经或荷尔蒙失调，而让肌肤出现各种状况（包含长痘痘、

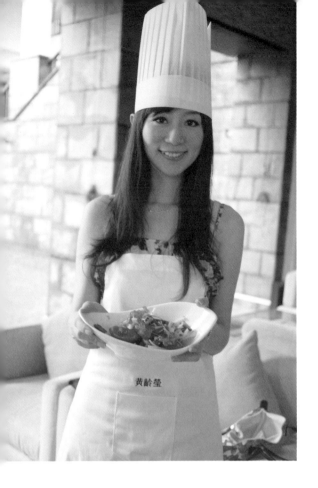

黄龄莹

过敏、肌肤粗糙等问题），而当大家面临这些因压力而起的肌肤问题，首先会改变的就是肌肤保养，但是效果不彰，因为只要压力源没有解除，肌肤问题还是会一直反复复发！所以，让自己开心就是最好的美容法宝啦！

每个人开心的原因都不一样，像我自己每天起来喝杯热拿铁就会有幸福的感觉，或者忙里偷闲的一顿午茶也会令我感到全身充满了活力，有的时候工作到了一个烦躁的境界，不妨放下手边事情出外走走透透气，适时的舒压真是现代人的课题，做一些会让自己开心且负担得起的事情是道德且应该的喔！

心理也要保养，让自己快乐的 10 件事情

1 每天都有和自己独处的时间：不管是泡泡澡、发发呆或看看书，又或者追几集连续剧，只要让你开心且放松的活动都可以，人生是需要放松和独处的。

2 正面积极的乐观态度：根据吸引力法则，愈是拥有正面积极的能量和态度，愈是能吸引到更多好事发生，维持自己的好心情和正面的态度是件要学习的事情，如果真忍不住想发脾气（譬如会让我大抓狂就

是 BLOG 文章写好网络却在这时候断线），不妨先深呼吸来转移自己的情绪和注意力，或者闻一下橙花香等柑橘类香气也很有舒缓情绪的效果，这招也屡试不爽呢！

3 和姊妹淘聚会：到了我这个年纪（笑），好友姊妹淘们几乎都有老公和小孩啦，但是我们每个月一定会排除万难固定聚会，有一个强大的支持核心系统是很重要的，不管遇到什么事情都有姊妹们可以互相吐

苦水做后盾和依靠，女生一定要有自己的好朋友呀！

4 不工作的时候尽可能和全家人共进晚餐：不管是聊聊电视八卦或者生活中的小琐事都可以，再忙也要和家人一起吃晚饭，是最幸福的事。

5 每天对着镜子微笑：告诉自己"你真棒""你最美"，这招催眠自己还真的蛮有用的，以前还是菜鸟模特时，要走秀上场总是很没自信，当时秀导一句"一上台就幻想自己是林志玲上身"，那种催眠自己的方式，还真的是挺管用的，试试看吧，反正又不花钱。

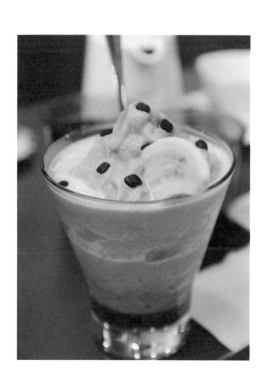

6 每年的旅游不能少：不管是国内小旅游或者出国旅游都可以好好规划，定个目标让自己工作起来更起劲喔！

7 培养自己的兴趣：不管是阅读、看电影、运动或烹饪、写文章，只要是自己可以感到开心，且可以长时间持续下去的活动都可以，像爱爱我的兴趣，就是每天在博客上分享生活中遇见的美好事物啦！

8 就算现在不美丽，也不能失去爱美的意念：当你开始意识到"我要变美丽"的时候，那你就已经开始变美丽了，从今天起，每天简单做一件让自己可以开心变美丽的事情。例如：敷脸、今天吃了3种蔬菜或者在12:00以前上床睡觉……只要开始就不会觉得难执行，一天做一件让自己变美的事情，一年就有365件，而累积10年下来，居然就做了3650件让自己变美的事耶，这样子人生还能不美吗？

9 开始养成运动的习惯：这点是我现在必须做的，讨厌运动的我，先从每天15～30分钟的逛街散步开始吧！

10 懂得感恩，感谢自己所拥有的一切：你有的这一切并非理所当然，所以不要再抱怨自己没有的部分啦！

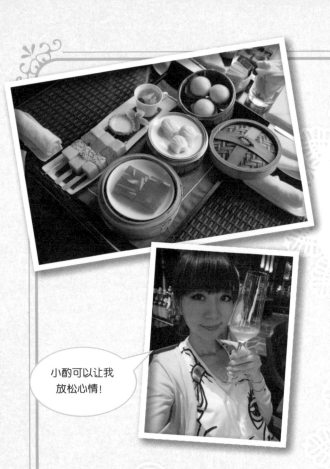

美食 *Food*

美食能够疗愈人心

虽然身材要顾，但美食还是不能不吃啦！每个星期选一餐吃自己想吃的食物，即使热量高一点也无妨，记得隔天吃清淡点就好，毕竟民以食为天，吃顿自己想吃的食物，那种满足和开心是无可比拟的。

> 小酌可以让我
> 放松心情！

Travel 旅游

旅游让视野更开阔

"读万卷书不如行万里路"，老祖宗的这句话真的是好有智慧喔！有机会就好好到处走走看看，会发现每次旅行都有不一样的收获，如果可以就趁着年轻有体力的时候去旅行吧，不要再说等退休后要去环游世界，你现在不去，以后也不会去啦！

阅读 *Reading*

多读书让你内外皆美

最喜欢周末的午后到书店翻翻杂志看看书，再选一本喜欢的书本回家阅读，不管是小说还是散文，旅游还是美妆，总之让自己养成阅读的习惯是很重要的。爱爱我看书的种类不限，只要有兴趣的都会买回家看看，不过买最多的还是美容保养和推理小说啦！想想有多久没好好静下心来看一本书了呢？

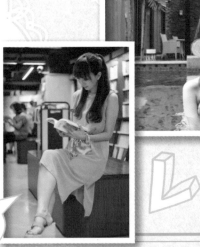

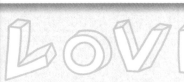

> 有事没事最喜欢
> 去诚品打发时间！

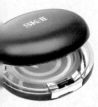

放松疗愈，当无忧无虑的美人

现代人的压力真的很大，可是爱爱我觉得女生一定要多爱自己，找到舒解压力的出口，让自己随时充满活力，才不会让自己闷坏了喔！

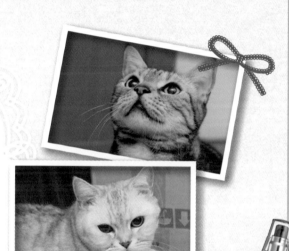

宝物 *Treasure*

舒压第一名，会按摩的猫咪是我的宝物

我家有两位"长辈"级的舒压萌猫"胖胖酱"和"小虎"喔！可别小看这两只超过 12 岁的猫咪，身手矫健的胖胖可是号称猫咪界中的洪金宝呢！最厉害的是猫咪们还会帮我按摩肚子和肩膀，每天早晨起床第一件事情，就是和猫咪们说说话啦！而工作完毕也会马上想回家陪猫咪，而现在……猫猫们就在爱爱旁边陪伴我一起赶稿子，人生因为猫咪而得到更多的快乐（虽然有时候也觉得很吵，哈），胖胖和小虎也是爱爱博客里的超人气模特喔！

小物 *Beauty*

发现好玩的新奇美妆小物

爱爱我最喜欢逛药妆店或者美妆专卖店，每次都能发现非常给力的日韩美妆小物，不仅新奇有趣，还能发现更多变美丽的方法，这会让我很开心。每次只要用上新的产品都会保有着"一定会更美"的期待，而让生活中产生更多趣味，保持好奇的心也会让自己感觉到更年轻有活力喔！

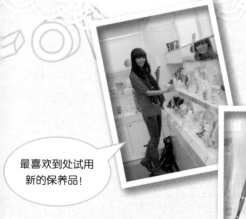

最喜欢到处试用新的保养品！

图书在版编目（CIP）数据

小细节保养，做永远的逆龄女生 ／ 爱爱著 . —南京：译林
出版社，2015.8
ISBN 978-7-5447-5535-1

Ⅰ . ①小… Ⅱ . ①爱… Ⅲ . ①女性－保健－基本知识
Ⅳ . ① R173

中国版本图书馆 CIP 数据核字（2015）第 136635 号

书　　名	小细节保养，做永远的逆龄女生	
作　　者	爱　爱	
责任编辑	陆元昶	
特约编辑	冯旭梅	
出版发行	凤凰出版传媒股份有限公司	
	译林出版社	
出版社地址	南京市湖南路 1 号 A 楼，邮编：210009	
电子信箱	yilin@yilin.com	
出版社网址	http：//www.yilin.com	
印　　刷	北京京都六环印刷厂	
开　　本	960×710 毫米　　1/16	
印　　张	10.75	
字　　数	156 千字	
版　　次	2015 年 8 月第 1 版　2015 年 8 月第 1 次印刷	
书　　号	ISBN 978-7-5447-5535-1	
定　　价	32.80 元	

译林版图书若有印装错误可向承印厂调换